# L'OPHTALMIE PURULENTE



## DES NOUVEAU-NÉS

### SA PROPHYLAXIE — SON TRAITEMENT

*Résultats obtenus*

*à la Maternité de l'Hôpital Saint-Antoine*

PAR

**Le Dr Paul SEVRAY**

ANCIEN EXTERNE DES HOPITAUX DE PARIS
ET DE LA MATERNITÉ DE L'HOPITAL SAINT-ANTOINE
MÉDAILLE DE BRONZE DE L'ASSISTANCE PUBLIQUE

PARIS
ASSELIN ET HOUZEAU
LIBRAIRES DE LA FACULTÉ DE MÉDECINE
PLACE DE L'ÉCOLE-DE-MÉDECINE

1902

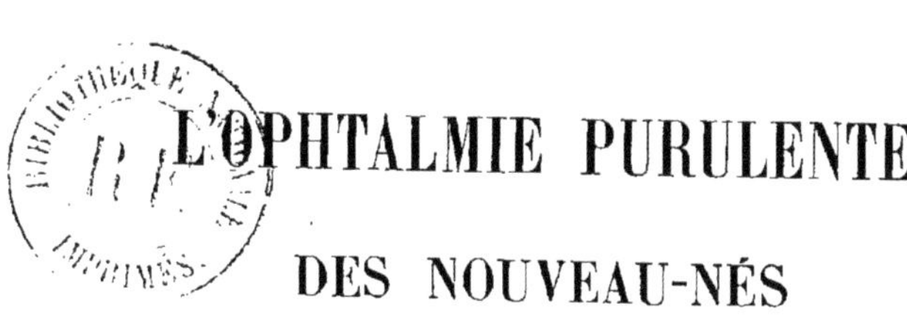


# L'OPHTALMIE PURULENTE

## DES NOUVEAU-NÉS

CORBEIL. — IMPRIMERIE ÉD. CRÉTÉ.

# L'OPHTALMIE PURULENTE

## DES NOUVEAU-NÉS

### SA PROPHYLAXIE — SON TRAITEMENT

*Résultats obtenus*
*à la Maternité de l'Hôpital Saint-Antoine*



PAR

**Le Dr Paul SEVRAY**

ANCIEN EXTERNE DES HOPITAUX DE PARIS
ET DE LA MATERNITÉ DE L'HOPITAL SAINT-ANTOINE
MÉDAILLE DE BRONZE DE L'ASSISTANCE PUBLIQUE

PARIS
ASSELIN ET HOUZEAU
LIBRAIRES DE LA FACULTÉ DE MÉDECINE
PLACE DE L'ÉCOLE-DE-MÉDECINE

—

1902

A LA MÉMOIRE VÉNÉRÉE

DE MA MÈRE

A MON PÈRE

Hommage de profonde et filiale reconnaissance.

A MES FRÈRES

A MA SOEUR

A MA FAMILLE

A MES AMIS

A MON MAITRE

Monsieur le Docteur BAR

ACCOUCHEUR DE L'HOPITAL SAINT-ANTOINE
PROFESSEUR AGRÉGÉ A LA FACULTÉ DE MÉDECINE DE PARIS,
CHEVALIER DE LA LÉGION D'HONNEUR

A MON PRÉSIDENT DE THÈSE

Monsieur le Professeur BUDIN

PROFESSEUR DE CLINIQUE OBSTÉTRICALE
ACCOUCHEUR DES HOPITAUX, MEMBRE DE L'ACADÉMIE DE MÉDECINE
OFFICIER DE LA LÉGION D'HONNEUR

# AVANT-PROPOS

Avant d'avoir à mettre en pratique les leçons que nous ont données nos maîtres dévoués, c'est pour nous un devoir de leur exprimer à tous nos remerciements.

M. Bar nous fit l'honneur de nous agréer comme externe dans son service, où nous avons pu apprécier toute la valeur de son admirable enseignement. C'est sur ses conseils bienveillants que nous avons choisi le sujet de notre thèse et, en cette circonstance encore, notre maître a bien voulu se mettre à notre disposition et nous aider à réunir les matériaux nécessaires à l'édification de ce travail. Nous le remercions du fond du cœur de l'affectueux intérêt qu'il nous a toujours témoigné.

M. Tissier nous a également donné maintes fois des preuves de sa sollicitude, pendant cette excellente année passée à Saint-Antoine ; c'est un devoir bien agréable pour nous de lui rendre ici un public hommage.

Nous adressons l'expression de toute notre gratitude à nos premiers maîtres de l'École de Caen, MM. les professeurs Auvray et Barette.

Que toute notre reconnaissance soit acquise également au Dr Sevestre, qui nous a initié aux difficultés de la clinique infantile.

M. Letulle, dans le service de qui nous avons eu l'avantage de passer une année, a été pour nous un maître très bienveillant ; nous lui exprimons nos plus vifs sentiments de gratitude.

Nous remercions M. Bouilly, que nous regrettons de n'avoir eu pour chef que pendant quelques semaines.

Nous assurons de toute notre reconnaissance M. Rieffel, pour l'initiative qu'il a bien voulu nous laisser, à la consultation de chirurgie de l'hôpital Cochin.

Une heureuse fortune nous fit faire notre stage hospitalier dans le service du D^r^ Comby, et nous avons gardé le meilleur souvenir de ces quelques mois.

M. Wuillomenet a été pour nous un excellent maître, dont les leçons nous seront fort utiles dans l'avenir.

MM. Bufnoir, Riche, Oppenheim ont droit à beaucoup de remerciements pour les conseils qu'ils nous ont prodigués.

Nous ne saurions trop remercier MM. les D^rs^ Boullé et Demay, qui se sont offerts gracieusement pour faciliter nos recherches et nous traduire les publications étrangères.

Que MM. Asselin et Houzeau reçoivent également l'expression de notre gratitude, non seulement pour avoir bien voulu se charger de la partie matérielle de ce travail, mais aussi pour la bienveillante amitié qu'ils nous ont toujours témoignée.

Nous prions M. le professeur Budin d'agréer nos respectueux remerciements pour l'honneur qu'il nous a fait en acceptant la présidence de cette thèse.

# INTRODUCTION

Parmi toutes les maladies auxquelles est exposé le nouveau-né, il en est une qui peut avoir pour lui les plus fâcheuses conséquences.

En admettant qu'elle ne lui fasse pas perdre complètement la vue, elle est pour lui, dans des cas trop nombreux encore, une cause d'infériorité physique qui pèsera sur tout le reste de son existence.

Aussi l'ophtalmie purulente du nouveau-né, pour avoir perdu de son ancienne fréquence et de sa gravité, n'en reste-t-elle pas moins une des grosses préoccupations du médecin, tant pour la prévenir que pour la guérir.

Depuis vingt ans, la bactériologie étant venue au secours de la clinique, cette maladie a donné lieu à de nombreuses recherches et à des travaux remarquables, de la part des accoucheurs et des ophtalmologistes.

En abordant ce travail, notre intention n'est point d'apporter de nombreux faits nouveaux; mais, vu l'importance de cette question, il nous a semblé intéressant de montrer cette maladie telle qu'elle est actuellement envisagée, dans son étiologie, dans ses formes cliniques et dans ses complications. Nous essaierons ensuite d'étudier, en les discutant, les différents moyens prophylactiques et curatifs employés contre cette terrible maladie.

Nous montrerons enfin, en nous basant sur les statistiques, comment les mesures prophylactiques peuvent être efficaces dans la grande majorité des cas; et comment aussi un traitement approprié et rigoureusement suivi peut, dans les cas qui fatalement se présentent encore de temps à autre, juguler l'infection et donner des résultats satisfaisants.

Bien que le mot Ophtalmie purulente soit consacré par l'usage et employé trop indistinctement dans tous les cas, nous ferons remarquer qu'il ne correspond pas toujours à la réalité des faits étudiés.

En effet, à côté de ces cas graves et complexes dans lesquels les différents tissus oculaires sont atteints, il en existe beaucoup d'autres plus bénins, où les lésions sont confinées à la seule conjonctive.

A ceux-là seulement convient le nom d'ophtalmie; quant à ceux-ci, celui de conjonctivite purulente nous semble exprimer une idée bien plus juste, qui réduit à sa juste valeur le fait étudié.

# L'OPHTALMIE PURULENTE
## DES NOUVEAU-NÉS

## PREMIÈRE PARTIE

### CHAPITRE PREMIER

### ÉTIOLOGIE

Les causes de l'ophtalmie purulente des nouveau-nés ont depuis fort longtemps fait l'objet des recherches des cliniciens.

Aussi voyons-nous, et cela à une époque encore relativement récente, les causes les plus banales indiquées comme source de cette grave maladie, qui a causé tant de cécités.

Nous avons vu tour à tour incriminer, à côté de l'écoulement blennorragique, que presque tous ont unanimement et justement reconnu comme principal facteur, l'action de l'humidité et du froid ; la suppression d'un exanthème (1) ; l'irritation produite sur les yeux par le changement de milieu et par la première impression de la lumière (2) ; les émanations nuisibles.

Mais à côté de ces causes d'un effet douteux, les auteurs anciens en invoquaient d'autres, qu'à l'heure actuelle, nous regardons encore comme favorisant l'éclosion de l'ophtalmie

(1) J. Hatin, *Cours complet d'accouchements*, 1835.
(2) C. Denonvilliers et L. Gosselin, *Compendium de chirurgie pratique.*

purulente : telles, la compression éprouvée par la tête, lors d'un accouchement laborieux ; la faiblesse de constitution de l'enfant, et aussi la coexistence d'autres maladies ; les mauvais soins ; enfin la contagion ne faisait de doute pour presque personne, les épidémies n'étant que trop fréquentes autrefois.

Il fallait arriver à l'époque des découvertes bactériologiques, pour démêler dans ce chaos la part qui devait être réservée à la réalité.

Les causes vraiment effectives de l'ophtalmie purulente des nouveau-nés nous paraissent devoir être rangées sous trois chefs principaux.

1° Causes venant de la mère.

2° Causes adjuvantes individuelles.

3° Causes venant des mauvais soins donnés à l'enfant.

## § 1er. — Causes venant de la mère.

Toutes les recherches faites depuis quelques années démontrent, d'une façon absolue, que les ophtalmies purulentes des nouveau-nés sont causées par l'infection, et elles ont donné la preuve que, dans le plus grand nombre des cas, cette infection se fait lors du passage de la tête de l'enfant à travers le canal génital de la mère. Ce fait se produirait surtout dans trois cas :

La mère est atteinte soit de leucorrhée, soit de blennorragie, soit enfin de vaginite granuleuse.

Dès 1750, dit Haussmann (1), Quelmalz avait noté le rapport qui existait entre les catarrhes vaginaux des femmes enceintes et les ophtalmies des nouveau-nés. Dans le même historique, il nous montre Sonnenmayer (1839) préconisant les lavages des yeux des enfants syphilitiques avec une solution de sublimé, ou de chlorure de chaux.

Enfin Wendt (1835) voulait le lavage du vagin chez les

(1) Haussmann, *Centralb. f. Gynäk.*, 1881, p. 204.

femmes atteintes de « flueurs blanches », et cela pendant la grossesse et l'accouchement, et de plus il faisait laver les yeux de l'enfant avec de l'eau tiède.

Plus près de nous, nous voyons Grossmann, cité par Legros (1), penser que l'ophtalmie est souvent due à un écoulement vaginal de la mère, sans que celui-ci ait nécessairement le caractère purulent, blennorragique ou infectieux ; Galezowski, Trousseau, Makensie, Cramer sont également de cet avis.

Il est d'ailleurs des cas avérés, où un écoulement non gonococcique a produit des ophtalmies graves. Leszynsky (2) rapporte même une véritable épidémie de conjonctivite à sécrétion purulente, ayant eu pour point de départ de la leucorrhée dont étaient atteintes des jeunes filles d'un état de santé scrofulo-anémique.

Des examens bactériologiques, qui ont été faits mainte et mainte fois, confirment d'ailleurs la possibilité de l'infection.

Une des conséquences assez fréquente de la leucorrhée est l'existence d'une vaginite granuleuse qui paraît, elle aussi, fournir un contingent assez important dans la production des conjonctivites du nouveau-né. Si cette forme de vaginite, très commune chez la femme enceinte, est due parfois au fait seul de la grossesse, plus fréquemment encore elle est le résultat d'une ancienne infection. Alors, sous l'influence de la congestion intense qui se produit dans les derniers mois de la gestation, il se fait une sorte de réveil de la virulence des germes pathogènes, tels que streptocoques, staphylocoques, colibacilles, etc.

Le liquide qui s'écoule dans ce cas est souvent abondant, fétide et parfois même presque purulent. Il n'est pas étonnant alors que les paupières de l'enfant, qui ont baigné dans

(1) Legros, *Concours médical*, 1884, p. 154.
(2) Leszynsky, Leukorrhoe als Ursache einer Epidemie von blennorroischer Conjonctivitis... (*New York med. Journ.*, 1886 ; *Centralbl. f. Gynäk.*, 1886, p. 680).

ce liquide pendant le travail, soient infectées. Le contraire serait même surprenant, puisque ce liquide est parfois assez irritant pour causer de l'érythème et de vives démangeaisons à la face interne des cuisses de la parturiente. Ces deux causes (leucorrhée et vaginite granuleuse) sont reconnues par presque tous les auteurs ; cependant Rohmer (1), Léopold et Wessel (2) les mettent en doute.

Il n'en est pas de même pour une troisième origine, qui est certes de beaucoup la plus fréquente : la blennorragie chez la mère.

Ainsi que nous l'avons déjà dit, cette cause était depuis longtemps soupçonnée, à la suite des observations cliniques. Cette opinion devait être confirmée et, en 1879, Neisser, en découvrant simultanément le gonocoque dans les affections blennorragiques de la femme et dans le pus des conjonctivites du nouveau-né, leva tous les doutes.

Dès lors l'ophtalmie de nature gonococcique était reconnue ; elle l'a été un nombre incalculable de fois depuis, et maintenant elle est établie d'une façon certaine.

L'origine génitale de l'ophtalmie se trouvait ainsi démontrée, mais elle l'est encore par ce fait, dit Terson (3), que l'antisepsie avant et pendant l'accouchement a fait baisser le nombre des ophtalmies du nouveau-né dans des proportions considérables.

Voyons maintenant comment l'infection est transmise de la mère à l'enfant.

Deux cas peuvent se présenter :

1° L'infection se fait dans l'utérus ;

2° L'infection se fait au moment où la tête traverse le vagin.

A. L'*infection se fait dans l'utérus* : fait qui peut se produire

(1) Rohmer, Note sur l'ophtalmie des nouveau-nés (in *Médecine moderne*, 1895, p. 378).

(2) Léopold et Wessel, *Archiv. f. Gynäk.*, t. XXIV.

(3) Terson, *Traité de chirurgie clinique et opératoire* de Le Dentu et Delbet.

dans deux circonstances différentes. Dans la première les membranes sont encore intactes. Haussmann (1) a rapporté un certain nombre de recherches, ayant pour but de montrer que les germes peuvent traverser les membranes. Il cite également un cas d'avortement dans lequel il lui a été donné de constater que les vibrions avaient traversé les membranes, envahi le liquide amniotique et le corps de l'enfant (2). Kühne a également conclu dans ce sens.

D'ailleurs c'est un fait courant que le liquide amniotique présente parfois, lors de la rupture des membranes, une odeur assez marquée, qu'il est difficile d'expliquer autrement.

Cependant, il peut exister une cause d'erreur dans l'interprétation des phénomènes dont nous venons de parler. M. Bar a dit que les membranes rompues à un moment donné pouvaient se cicatriser dans la suite. Selon lui, « il n'existe pas un seul exemple de putréfaction intra-ovulaire, l'œuf n'étant pas rompu... tant que les membranes sont intactes les microorganismes aérobies et anaérobies n'y pénètrent pas et la putréfaction ne peut naître » (3).

Dans d'autres circonstances, bien plus fréquentes, les membranes se rompent prématurément. Dans ces cas les agents pathogènes pénètrent librement dans la cavité amniotique, soit que ces germes existassent préalablement dans le vagin de la femme, soit qu'ils s'y trouvent introduits par les doigts de l'accoucheur, ou par les instruments, tels que les canules servant à donner les injections.

Un fait d'observation courante, qui a une grande valeur pour faire admettre l'infection *in utero*, ou au moins durant le cours du travail, est la constatation d'une ophtalmie existant déjà au moment de la naissance, ou qui se manifeste dès les premières heures de la vie.

(1) Haussmann, *loc. cit.*

(2) Haussmann, Uber die Entstehung der ubertragbaren Krankheiten der Werchenbetten (*Virchows Archiv*, Bd. LXVII. Berlin, 1875).

(3) P. Bar, Note sur la cicatrisation des membranes ovulaires (*Bull. de la Soc. d'obstétrique de Paris*, 1899, t. II, p. 45).

Cette théorie de l'infection *in utero* n'entre cependant en cause que dans un nombre de cas assez restreint.

B. Il n'en est pas de même de celle qui attribue la contamination des yeux de l'enfant *au moment du passage de la tête dans la filière vaginale et périnéale.*

A cet instant, en effet, les paupières sont en contact direct avec les liquides qui baignent les parties maternelles.

Il nous faudrait citer presque tous les auteurs modernes, si nous voulions prouver combien cette opinion est maintenant universellement admise.

On a cependant objecté que, alors, les paupières seules étaient directement en rapport avec les parties vaginales de la mère.

Cela est exact dans la pluralité des cas. Cependant Mules (1) a dit qu'au moment où la face force le périnée, il se produit une pression sur la paupière inférieure et que l'œil se trouvant momentanément ouvert, la conjonctive arrive elle aussi à baigner dans ces mêmes liquides. Or, cette conjonctive se trouve déjà elle-même dans un état de moindre résistance assez notable, puisque, par suite de la compression parfois assez énergique qu'elle supporte, il existe une hyperhémie très grande de ses tissus.

Il existe encore une autre conséquence de la rupture prématurée des membranes et de la longueur du travail qui en résulte :

Bokelmann (2) cite plusieurs cas où des opacités de la cornée ont été constatées chez des enfants nés vivants, après des accouchements pénibles, de longue durée, où le liquide amniotique est devenu fétide.

Cette lésion de la cornée, croit l'auteur, serait causée par la macération dans le liquide amniotique en voie de putréfaction ;

(1) Mules, Ophtalmia neonatorum (*Medical Chronicle*, januar 1888, p. 271. — *Centralb. f. Gynäk.*, 1888, p. 564).

(2) Bokelmann, Uber Trübung der Cornea beim lebeden Neugeborenen (*Gesells. Geburts und Gynäk.* Berlin, 12 mars 1886 ; *Centralb. f. Gynäk.*, 1886, p. 263).

mais elle peut en outre résulter de la compression de la veine ophtalmique. Cette opacité de la cornée venant de l'altération des cellules épithéliales, la porte d'entrée à l'infection est toute ouverte. Pour la conjonctive, si la lésion est moins facile à constater, il est probable qu'elle peut exister aussi.

Voici donc deux faits : rupture prématurée des membranes et longueur du travail qui peuvent jouer un grand rôle dans la production de l'ophtalmie.

Mais, cette même lenteur du travail, surtout si elle tient à la résistance des parties molles, engendrera d'autres causes d'infection. Ce sont : des touchers répétés de la part de l'accoucheur, l'introduction d'instruments, l'emploi de manœuvres longues et difficiles pour remédier à la longueur de l'expulsion. La main, qui ira à la recherche de l'oreille et qui servira plus tard de guide à la cuillère du forceps, peut par mégarde ouvrir un œil; l'action de la cuillère elle-même peut, pendant l'extraction, tirailler un peu sur les paupières et les entre-bâiller (1). Si l'on a recours à la version, la paupière supérieure peut se trouver relevée lors de la dernière période de l'extraction de la tête.

## § 2. — Causes adjuvantes individuelles.

Même en faisant abstraction des conjonctivites spéciales aux prématurés et des conjonctivites catarrhales simples, véritable apanage de ces enfants chétifs; en ne tenant compte que des cas purement infectieux, nous verrons que l'on peut attribuer un rôle tout spécial à la débilité du nouveau-né, cette débilité provenant de ce que l'enfant est né avant terme, ou bien qu'il est issu de parents malades, ou encore qu'il est déjà lui-même atteint d'autres maladies.

Chez les prématurés, en effet, les tissus de la conjonctive et de la cornée présentent une moindre résistance et, si par

(1) Lambinon, Ophtalmie purulente des nouveau-nés (*Journ. d'accouchements de Liége*, 4 août 1901).

hasard, la mère a son canal génital infecté, les chances de contagion pour l'enfant sont bien plus grandes que pour celui qui né à terme serait robuste et bien constitué.

L'enfant naît-il de parents affaiblis par la misère, les maladies chroniques, en particulier la syphilis, la tuberculose, l'alcoolisme ; là encore le terrain est tout préparé.

Enfin, dès sa naissance, des maladies telles que l'ictère, la broncho-pneumonie peuvent porter atteinte à sa vitalité et le livrer sans défense à l'infection, qu'elle soit primitive ou secondaire.

### § 3. — Soins donnés à l'enfant.

Jusqu'ici nous n'avons étudié que les causes de l'ophtalmie dite primitive ; mais il existe des ophtalmies secondaires, dont les causes plus faciles à éviter viennent du milieu extérieur, et en particulier des soins donnés à l'enfant.

Si dans certains cas le manque de soins peut être incriminé, il en est d'autres où ce sont des soins maladroits, ou donnés mal à propos.

Aussi, dit le Dr Périer : « Quand l'enfant vient au monde, la première chose à faire c'est de le soustraire aux commères et à leurs préjugés », leur influence nocive ne pouvant être contestée.

L'un de ceux-ci est encore très répandu, non seulement dans les campagnes, mais même dans les grandes villes. Les vieilles matrones conseillent à la mère, pour *éclaircir* la vue de l'enfant, de lui faire couler quelques gouttes de leur propre lait dans les yeux. Ce lait ainsi déposé dans l'œil devient promptement un excellent milieu de culture où vont pulluler tous les microbes.

Un autre préjugé, heureusement moins répandu, est celui qui consiste à attribuer aux placentas chauds et encore saignants des accouchées, la singulière propriété de guérir les *nævi-materni* qui peuvent exister sur les paupières de leur enfant. Brière (1) cite un cas grave d'ophtalmie purulente, développée à la suite d'une pareille application sur les yeux d'un enfant.

De telles causes deviendront bien certainement de plus en plus rares, mais il y en a d'autres avec lesquelles la lutte promet d'être longue encore, car elles relèvent de l'incurie et aussi de l'ignorance des principes fondamentaux de l'asepsie et de l'antisepsie.

Le manque absolu des soins de propreté est chose assez rare, mais ce qui est très commun, c'est de voir ces soins mal donnés. Les linges, les éponges peuvent ne pas être propres, ou même être franchement septiques. L'eau servant à la toilette du bébé est parfois d'une propreté douteuse. Enfin, une source de contagion, qui nous paraît devoir être mise souvent en cause, c'est l'eau du bain, qui, si l'on n'en prend pas un soin minutieux, viendra souiller les yeux de l'enfant ; or il est évident, surtout lors du premier bain, que, s'il existe le moindre germe pathogène dans le canal génital de la mère, l'eau étant de ce fait contaminée, elle infectera sûrement des conjonctives déjà traumatisées par l'accouchement.

Il faut encore ajouter les mains de la personne qui fait la toilette de l'enfant.

Galezowski (2), Bumm (3), Cramer (4) donnent comme une source assez fréquente de l'ophtalmie secondaire les lochies de la mère. Celles-ci peuvent en effet contenir des microorganismes qui pourront être transportés par les mains de la mère, de la garde, ou encore par les linges dont on se servira pour l'enfant.

Beaucoup d'ophtalmies secondaires sont aussi provoquées,

(1) Brière, *Année médicale de Caen*, 1877, et *Annales d'oculistique*, t. LXXVI.

(2) Galezowski, *Recueil d'ophtalmologie*, oct. 1880, in *Concours médical*, 1884, p. 154.

(3) Bumm, *Congrès gynécologique de Berlin*, 18 juin 1886.

(4) Cramer, *Centralb. f. Gynäk.*, 1899, p. 1243.

surtout dans la clientèle de ville, par des collyres plus ou moins bien appropriés, ou même irritants.

Nous devons signaler aussi la contagion directe d'enfants malades à ceux qui sont sains, origine trop fréquente de véritables épidémies dans les maternités et hôpitaux où sont soignés les nouveau-nés, chez les sages-femmes et les nourrices.

L'enfant peut aussi contracter directement une conjonctivite à pneumocoques par des baisers, ou par la salive des personnes qui l'entourent, ces microbes se trouvant normalement dans la bouche des gens bien portants (1).

A toutes ces causes enfin on doit ajouter les conditions hygiéniques défavorables, et en particulier l'encombrement si fréquent dans la classe pauvre.

(1) Cramer, *loc. cit.*

CHAPITRE II

## BACTÉRIOLOGIE

La bactériologie prouve l'origine des ophtalmies, c'est elle qui les différencie et explique leurs nombreuses formes cliniques; elle fait comprendre la gravité des unes et la bénignité des autres; elle est un élément précieux de diagnostic, et souvent aussi de pronostic.

« Si le gonocoque est, dans la majorité des cas, la cause de l'ophtalmie, d'autres microbes ont aussi été incriminés : le streptocoque, le staphylocoque, le pneumocoque, le bacille diphtérique, le bacille de Wecks, le colibacille, etc. (1). »

Il n'entre point dans le cadre de cette thèse de faire l'étude complète de la bactériologie des conjonctivites du nouveau-né, sujet déjà traité dans la thèse très documentée du Dr Morax (2). Nous nous contenterons, pour chacun des différents agents pathogènes, de signaler comment il peut être la source de l'infection.

Le gonocoque, hâtons-nous de le dire, est le plus souvent en cause, principalement dans le cas d'ophtalmie primitive.

Sans aller jusqu'à nier toute autre cause, ainsi que l'ont fait quelques auteurs, si nous consultons les statistiques au sujet de ces ophtalmies primitives où les antécédents maternels sont mentionnés, nous verrons que le plus souvent il y avait blennorragie.

(1) Pinard, *Acad. de méd.*, 10 juill. 1901, in *Presse médicale*, 1901, n° 57.
(2) Morax, *Etiologie des conjonctivites*. Thèse de Paris, 1893.

Il n'est pas même nécessaire que la mère soit encore en puissance d'accidents blennorragiques, car, ainsi que le croit Moyet (1), un écoulement, même fort ancien, chez le père suffirait, la mère ayant pu échapper à la maladie par atténuation du virus, mais cette culture atténuée pouvant transmettre la blennophtalmie au nouveau-né, par un retour de virulence, sous l'influence des liquides de l'accouchement.

A côté de ces cas douteux, il en est d'autres fort nombreux, où la preuve matérielle existe, l'examen bactériologique ayant donné des résultats positifs.

Il est même des faits ayant la valeur d'une expérience, témoin celui cité par Léopold et Wessel (2). « Pour démontrer l'origine de l'ophtalmie, dix-huit femmes furent examinées au point de vue de leur écoulement vaginal ; une seule avait des gonocoques, seul l'enfant de cette femme eut de la blennorragie oculaire, et cependant aucun de ces dix-huit enfants ne fut instillé suivant la méthode de Credé, et une femme avait de la vaginite granuleuse, une autre un catarrhe chronique du vagin. »

On peut objecter que le nombre des femmes atteintes de blennorragie n'est pas aussi fréquent qu'on le croit communément ; mais, pour se convaincre du contraire, il suffit de consulter les statistiques. Oppenheimer (3) d'Heidelberg a trouvé 30 fois le gonocoque sur 108 femmes dont il avait examiné bactériologiquement les sécrétions vaginales. Cette proportion de 27 p. 100 est énorme, celle de 6 p. 100 trouvée par Krönig (4) correspond mieux avec celles qui ont été généralement trouvées dans les différents pays.

Heureusement, tous ces cas de blennorragie avérée de la

(1) Moyet, Blennophtalmie des nouveau-nés (*Soc. nation. de médecine de Lyon*, 8 févr. 1886).
(2) Léopold et Wessel, *loc. cit.*
(3) Oppenheimer, *Archiv f. Gynäk.*, 1885.
(4) Krönig, Contribution à l'étude de l'asepsie dans les accouchements (*Centralb. f. Gynäk.*, 6 janv. 1894, in *Presse médicale*, 1894, p. 47).

mère ne donnent pas fatalement lieu à une ophtalmie chez leurs enfants.

A côté du gonocoque, le streptocoque et le staphylocoque sont les microbes qui ont été le plus souvent constatés dans les conjonctivites du nouveau-né, seuls ou associés.

L'infection peut, comme pour le gonocoque, se faire au moment de l'accouchement, et dans les mêmes circonstances, mais peut-être est-elle encore plus fréquemment secondaire.

Dans certains cas, on a trouvé le colibacille, seul ou associé au streptocoque.

Kortulis et Wecks ont rencontré un bacille assez court et fin, qui serait presque spécifique des conjonctivites catarrhales (1) et qui existe aussi dans les sécrétions vaginales.

Le pneumocoque a été signalé par Parinaud (2) comme donnant lieu à une forme de conjonctivite toute spéciale que nous décrirons dans un instant.

Enfin le bacille de Löffler compte à son actif de nombreux faits de conjonctivite, constatés bactériologiquement (3).

(1) Morax, Thèse de Paris, 1893.
(2) Parinaud, *Semaine médicale*, 1895, p. 16.
(3) Sourdille, *Revue mensuelle des maladies de l'enfance*, févr. 1895.

---

CHAPITRE III

## VARIÉTÉS ET FORMES CLINIQUES

Si les microorganismes pouvant infecter les yeux de l'enfant sont si nombreux, on ne doit pas s'étonner de voir que les ophtalmies du nouveau-né présentent des aspects variés.

Nous nous efforcerons donc de différencier les divers cas cliniques d'une maladie si multiple dans ses formes.

Voyons d'abord la plus fréquente de toutes et la plus grave, la forme purulente vraie, qui, a elle seule, disait Fuchs il y a quelques années, serait la cause de la cécité de plus de trente mille personnes pour l'Europe seulement.

C'est dans le courant du deuxième ou troisième jour après la naissance qu'apparaissent les premiers symptômes de la maladie. Quelquefois cependant, ils peuvent exister dès les premières heures, lorsque la contagion s'est faite dans l'utérus, comme dans les cas cités par Chavane (1) et Harry Friendenwald (2) où les enfants présentèrent dès leur naissance des signes non douteux d'ophtalmie.

Les yeux de l'enfant sont tout d'abord un peu rouges et gonflés ; rien à ce moment ne paraît encore sérieux, à un œil peu exercé, mais au bout de quelques heures, une journée au plus, la bouffissure augmente, la tuméfaction efface déjà

(1) Chavane, Ophtalmie purulente congénitale (*Soc. d'obstétrique de Paris*, 6 nov. 1898).

(2) Harry Friendenwald, *The medical News*, 9 mars 1895.

les plis transversaux de la paupière supérieure. Si le petit malade peut encore entr'ouvrir les yeux, on voit les conjonctives légèrement injectées, les larmes sont mélangées à du mucus, le tout encore assez transparent et citrin. Peu à peu cette sécrétion s'épaissit, devient plus louche, séreuse, et prend une teinte plus foncée, la quantité en est augmentée.

Jusque-là, la conjonctive palpébrale, seule atteinte, est d'un rouge vif, la cornée est saine. La maladie suivant son cours normal, le gonflement des paupières augmente rapidement, et de trente-six à quarante heures après le début, les yeux sont complètement clos. Si alors on cherche à entr'ouvrir les paupières, ce qui est parfois fort difficile, il s'écoule un pus abondant et floconneux; la muqueuse apparaît maintenant rugueuse, boursouflée, injectée au maximum et d'une couleur rouge ponceau, parfois même complètement violacée.

Dans certains cas, le bord libre de la paupière supérieure, dépassant l'inférieure, se retourne de façon à présenter un fort bourrelet.

A cette période, il peut se former un chémosis qui enserre la cornée et lui fait une margelle plus ou moins profonde.

Le pus est devenu moins transparent, crémeux, plus consistant, sa couleur est assez inconstante et peut varier, suivant l'élément microbien qui est en jeu.

Parfois très abondant, ce pus a une très grande tendance à sécher rapidement sur les bords palpébraux et à les occlure; il s'accumule alors en quantité considérable sous les paupières qu'il distend en forme de poche.

Heureux si un traitement bien constitué vient enrayer la maladie, car, baignée constamment par le pus, la cornée, qui peut avoir résisté jusque-là, va perdre son aspect lisse et même s'ulcérer, donnant lieu à ces terribles complications dont nous allons parler dans un instant.

Si le traitement a été appliqué en temps, on voit au bout de sept ou huit jours, quelquefois plus tôt, le gonflement des paupières diminuer, le chémosis est moins marqué, le pus redevient séreux et moins abondant, il n'occlut plus la fente palpébrale en se desséchant.

Enfin le mieux s'accentuant, la guérison peut être complète en quinze ou vingt jours en moyenne ; les paupières restent encore, toutefois, quelque temps légèrement hyperhémiées et l'enfant conserve quelquefois un peu de larmoiement.

Telle est la conjonctivite pure, véritablement type, mais, en clinique, il est assez commun de voir évoluer la maladie avec des allures toutes différentes.

Sur un œil aussi gravement atteint tous les germes pathogènes venus du dehors trouvent un excellent milieu de culture, qu'ils soient apportés par les linges, les mains, l'eau et souvent par des topiques plus ou moins bien appropriés.

Si le fait se produit, toutes ces associations microbiennes augmentent la virulence du pus. C'est alors que l'on voit la maladie traîner, avec des alternatives de mieux et de pire. Au moment où l'on croit la guérison assurée, une rechute vient compliquer la situation, au point de faire désespérer du succès

Si le streptocoque, en particulier, est venu s'inoculer sur la conjonctive déjà enflammée, on voit se former de véritables fausses membranes.

C'est aussi dans ces cas d'infections surajoutées que l'on doit craindre les complications du côté du globe de l'œil et de ses annexes, et aussi une véritable généralisation qui peut compromettre la vie du petit malade.

Si cette éventualité est rare, il est encore assez fréquent, après une guérison qui s'est effectuée lentement, de voir la maladie passer à l'état chronique ; pendant longtemps les yeux de l'enfant sont collés le matin au réveil, les paupières restent rouges, on trouve dans l'angle un peu de matière jaunâtre desséchée, et enfin ses yeux resteront longtemps fort délicats.

A côté de ces conjonctivites primitives, l'infection ayant eu lieu au passage de la tête dans le canal génital de la mère, il en est d'autres que nous pourrons appeler secondaires, celles-ci pouvant reconnaître deux origines bien différentes, ce sont :

1° Les ophtalmies secondaires par traumatismes.

2° Les ophtalmies secondaires par infection banale.

Une friction trop énergique, pour nettoyer les paupières de l'enfant, pourra dans certains cas léser la muqueuse du rebord palpébral qui est si fragile, et, si quelque germe venu du dehors arrive au contact de cette simple exulcération, les chances d'ophtalmie seront grandes. Le moindre corps étranger lui-même, en tombant entre les paupières, peut causer une effraction et permettre l'entrée de tous les microorganismes.

Une autre catégorie d'ophtalmies secondaires comprend toute une série d'infections qui se font de la façon la plus banale.

Au premier rang, il faut placer ces cas très fréquents où un enfant malade contagionne un enfant sain, la contagion se faisant le plus souvent par les mains de la mère, des nourrices, des gardes, de tous ceux en un mot qui donnent leurs soins à ces enfants ; le virus est souvent aussi transporté, comme nous l'avons vu, par les linges, éponges de toilette, par l'eau qui sert aux lavages, aux bains.

La même personne donnant des soins à la mère et à son enfant, les lochies peuvent être une source d'infection. Pour Zweifel cependant, ce mode de contagion n'existerait pas.

Assez souvent chez les enfants atteints de streptococcie généralisée, on verrait des ophtalmies secondaires.

Que ces ophtalmies soient primitives ou secondaires, celles-ci n'étant souvent que des primitives à début tardif, elles affectent parfois une forme clinique tellement spéciale que nous jugeons utile de les décrire séparément. Nous verrons :

1° La conjonctivite catarrhale simple ;

2° Le catarrhe conjonctival des débiles et des prématurés ;

3° La conjonctivite à pneumocoque ;

4° La conjonctivite à fausses membranes ;

5° Les conjonctivites médicamenteuses.

La conjonctivite catarrhale simple, qui affecte beaucoup de

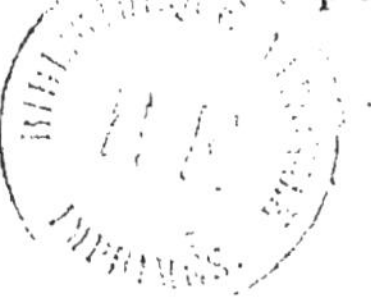

nouveau-nés, n'est probablement qu'une forme très atténuée de l'ophtalmie purulente, mais qui en diffère complètement par sa marche et sa gravité.

Le Dr Valude ayant étudié tout spécialement cette forme(1), nous lui empruntons, en la résumant, la description qu'il en fait.

La conjonctive palpébrale présente une rougeur assez uniforme, sans gonflement, la sécrétion d'ailleurs peu abondante est muco-purulente. Les paupières ne sont pas œdématiées ; il existe peu ou presque pas de sécrétion de la conjonctive bulbaire, qui est simplement rosée ; le chémosis manque aussi le plus souvent.

L'enfant n'éprouve que peu de gêne pour ouvrir les paupières.

Dans la plupart des cas, la maladie est surtout caractérisée par un filet de muco-pus assez concret, existant au niveau du cul-de-sac conjonctival inférieur. Généralement les paupières sont agglutinées le matin par ce muco-pus.

Peu grave dans les cas habituels, cette forme catarrhale se prolonge pendant douze ou quinze jours, mais en respectant l'intégrité de la conjonctive et surtout de la cornée qui est exceptionnellement atteinte; et encore il est probable qu'elle ne le devient que par l'adjonction des divers microbes de la suppuration.

Les examens bactériologiques n'ont le plus souvent décelé, dans les cas purs, que des saprophytes existant normalement dans l'air, et surtout le bacille de Wecks regardé comme spécifique par beaucoup d'auteurs.

Une autre forme de conjonctivite, qui pourrait être bénigne sur des sujets normaux, mais qui acquiert une gravité exceptionnelle du fait même du terrain sur lequel elle évolue, est celle des prématurés ou des débiles.

Le catarrhe conjonctival des prématurés est surtout carac-

(1) Valude, *Les ophtalmies des nouveau-nés*.

térisé par l'abondance extrême du pus. Ce pus a une physionomie toute particulière : à peine teint en jaune, il est terne, crémeux, assez bien lié. Les paupières sont villeuses, mais ne présentent que rarement des lésions profondes; les milieux de l'œil ne sont presque jamais atteints, le pus n'étant pas virulent. Ce qui fait plutôt le désespoir du médecin et des parents, c'est la durée interminable de cette affection, car il n'est pas rare de la voir durer des mois entiers, sans que le traitement apporte de modifications notables, à ce point qu'il pourrait paraître inutile, s'il n'avait pour but de préserver la cornée.

Une forme, rare il est vrai, mais bien définie tant au point de vue bactériologique qu'au point de vue clinique, est caractérisée par la présence presque exclusive du pneumocoque.

Signalée par nombre d'auteurs : Pinard (1), Cramer (2), cette affection a été étudiée chez nous tout spécialement par Parinaud (3).

Cette affection débute dans les premiers jours qui suivent la naissance et envahit d'habitude les deux yeux. La conjonctive palpébrale et ses culs-de-sac sont légèrement injectés, sans gonflement des paupières, ni chémosis. La muqueuse devient bientôt veloutée, le globe oculaire, généralement normal, est quelquefois un peu rouge. Comme fait caractéristique, le larmoiement est plus abondant que la sécrétion. Cette forme de conjonctivite présente également comme particularité la propagation de l'infection au canal nasal, qui peut s'obstruer temporairement et quelquefois même définitivement, en donnant lieu à une conjonctivite lacrymale rebelle. On peut même dans certains cas se trouver dans la nécessité de faire l'incision du point lacrymal inférieur.

A part cette complication possible, et aussi la longue durée de la maladie, le pronostic est toujours bénin.

(1) Pinard, *Acad. de médecine*, 16 juill. 1901, in *Presse médicale*, 1901, n° 57.
(2) Cramer, *Centralb. f. Gynäk.*, 1899, p. 1242.
(3) Parinaud, *Annales d'oculistique*, déc. 1894.

Toutes ces ophtalmies dont nous venons de parler sont celles que l'on rencontre le plus fréquemment dans la pratique ; une seule variété nous reste à signaler.

Ce sont les conjonctivites à fausses membranes, celles-ci présentant elles-mêmes deux formes qu'il faut bien savoir distinguer, car d'un bon diagnostic, posé en temps, peut dépendre non seulement la vue, mais aussi l'existence de l'enfant.

Ces conjonctivites ont été, dans ces dernières années, l'objet d'études toutes spéciales de la part de Sourdille (1). Une première forme, toute bénigne celle-là, décrite autrefois par Bouisson, Chassaignac, de Graefe, est l'ophtalmie pseudo-membraneuse, dans laquelle on voit sur la conjonctive une fausse membrane mince, opaline, luisante, élastique, facile à arracher, et laissant après son ablation une conjonctive à peu près normale, villeuse et saignant seulement un peu.

Cette membrane se produirait surtout lorsqu'il y a association microbienne, surtout s'il y a des streptocoques. Mais on la trouve également avec tous les autres microbes, staphylocoque, pneumocoque, et même dans des cas où le seul bacille de Wecks a été trouvé à l'examen bactériologique. Les complications sont rares.

Ce qui est beaucoup plus grave, c'est lorsque la fausse membrane est le résultat de l'infection par le bacille de Löffler ; on a alors une véritable diphtérie oculaire.

Sourdille croit qu'il n'existe de fausses membranes que lorsque le microbe de la diphtérie est en jeu ; Terson (2) au contraire a signalé des cas où le streptocoque existait exclusivement.

Dans la conjonctivite diphtérique pure, le fait caractéristique est une infiltration intense de la conjonctive et des tissus sous-jacents.

L'affection, dit Valude (3), débute par un gonflement des

(1) Sourdille, *Gazette des hôpitaux*, 1894, n° 47.
(2) Terson, *Société d'ophtalmologie*, 4 juin 1895.
(3) Valude, *Semaine médicale*, 1894, p. 19.

paupières qui deviennent dures comme du bois et impossibles à retourner. La conjonctive est boursouflée, luisante et d'un jaune grisâtre, mais sans sécrétion. C'est précisément ce manque de sécrétion qui la différencie de la forme croupale, où le catarrhe conjonctival joue le premier rôle, alors que la fausse membrane n'est qu'un épiphénomène sans gravité.

Dans la forme diphtérique vraie, il y a à craindre les complications cornéennes et, du côté des paupières, l'entropion et le symblépharon.

Enfin, il faut craindre aussi pour la vie elle-même du petit malade, car la toxine diphtérique peut être cause des plus graves accidents. La sévérité du pronostic variera aussi suivant les associations microbiennes, le staphylocoque donnant lieu à des formes bénignes, tandis que le streptocoque donne toujours lieu à des accidents très sérieux.

Il ne nous reste plus qu'à dire un mot d'ophtalmies totalement inconnues autrefois, mais devenues assez fréquentes depuis l'ère de l'antisepsie. Nous voulons parler des conjonctivites causées par l'irritation due aux innombrables antiseptiques, tour à tour proposés à titre préventif lors de la naissance de l'enfant. Quelques heures après la naissance, il se produit, sous l'influence du médicament prophylactique, nitrate d'argent, sublimé, protargol, etc., un processus irritatif de la conjonctive, principalement chez les enfants débiles. Les yeux sécrètent tout d'abord une quantité anormale de larmes, puis, la réaction conjonctivale augmentant, il se fait une véritable sécrétion de muco-pus, d'un beau jaune, et qui en séchant agglutine les paupières. La conjonctive est un peu rouge, mais le plus généralement il n'y a pas à craindre de complications ; au bout de quatre ou cinq jours au plus, tout rentre dans l'ordre, sous l'influence d'une propreté minutieuse et de quelques lavages à l'eau simple, ou boriquée tiède.

## CHAPITRE IV

## COMPLICATIONS

Les complications de l'ophtalmie purulente peuvent être partagées en deux grandes classes :

1° Complications intéressant le globe de l'œil ;

2° Complications extra-oculaires.

### § 1er.

Les premières, qui sont aussi les plus graves, sont à craindre dans trois cas principaux.

La maladie, par l'incurie des parents ou des nourrices, est négligée et suit son évolution naturelle entraînant les pires désastres; ce fait est heureusement rare aujourd'hui.

La maladie, reconnue, est soignée trop tardivement et un traitement si bien dirigé qu'il soit ne peut enrayer les progrès du mal.

Enfin, ce qui arrive encore trop souvent, c'est l'emploi de traitements intempestifs ou mal compris.

Les complications à craindre du côté de l'œil sont multiples; examinons-les par ordre de gravité.

Ce sont d'abord les troubles de la cornée : sous l'influence des liquides septiques qui sont sécrétés par la conjonctive palpébrale, il se fait une propagation à la conjonctive bulbaire, la cornée baigne dans le pus, l'épithélium est altéré peu à peu, il se desquame ; il n'est pas rare de voir les couches profondes elles-mêmes se prendre, il en résultera une sorte de tissu de néoformation, qui donnera lieu à une petite opacité et quelquefois même à une véritable petite taie qui pourra persister toute la vie (ce fait est plus fréquent lorsque l'ophtalmie est d'origine blennorragique). Pour peu à ce moment que le mal fasse encore des progrès, il se forme une véritable ulcération.

Le Dr Kalt (1) qui a examiné anatomiquement ces ulcérations démontre « que l'épithélium, dans des endroits non malades en apparence, se laisse traverser par des amas de microbes en forme de coins, qui s'insinuent entre les cellules pour arriver au voisinage de la membrane de Bowman ». Ce seraient, d'après cet auteur, les toxines du gonocoque qui rendraient le revêtement épithélial vulnérable par les staphylocoques, sans même qu'il y ait perte de substance appréciable.

Dans les affections atténuées, les microbes seraient détruits à mesure de leur arrivée dans le parenchyme cornéen et n'atteindraient pas la membrane de Bowman.

Ces altérations de la cornée lui faisant perdre sa tonicité, l'équilibre entre la résistance cornéenne et la pression intra-oculaire disparaît ; il se forme un staphylome. Celui-ci une fois formé, le travail de destruction peut aller plus loin, l'iris fera hernie ; si la cicatrisation a lieu alors, l'iris se soudant au leucome cornéen, on aura un leucome adhérent.

Enfin, si la maladie progresse toujours, l'infection se propageant de dehors en dedans, on verra se produire une véritable fonte purulente de tout le globe de l'œil ; ou bien il peut aussi se faire que, le cristallin étant expulsé, il y ait atrophie de l'œil.

Ce sont ces terribles complications qui expliquent ce fait, qu'à l'heure actuelle, environ 30 p. 100 des aveugles doivent leur infirmité à l'ophtalmie purulente.

Les annexes de l'œil sont souvent aussi atteintes par l'in-

(1) Kalt, *Société de biologie*, 7 déc. 1895.

fection, qui gagne le sac lacrymal et le canal nasal, donnant lieu à des dacryocystites parfois assez rebelles et difficiles à traiter, vu la délicatesse des organes atteints chez les petits malades.

Cette propagation aux voies lacrymales, ainsi que l'oblitération qui en peut être la conséquence, serait assez fréquente pour Critchett; de Wecker, au contraire, les met en doute.

§ 2.

Les complications extra-oculaires, pour être moins fréquentes que les précédentes, ont cependant été signalées.

Une première est la simple extension de la maladie primitive à la muqueuse pituitaire, donnant lieu, suivant les micro-organismes de l'infection, à un simple coryza, à de la blennorrhée nasale ou, si le bacille de Löffler est en cause, à une véritable diphtérie des voies respiratoires.

Dans les cas où l'origine de l'ophtalmie est gonococcique, il peut se déclarer dans la suite un véritable rhumatisme blennorragique. Ces faits ne sont pas aussi rares qu'on pourrait le croire, puisque Clément Lucas (1) en a observé personnellement dix-huit cas.

L'arthrite se déclare vers la fin de la deuxième semaine de l'ophtalmie. Le gonocoque s'attaque à toutes les articulations, mais son point d'élection semble être pour celles du membre inférieur.

Ces arthrites, mono ou polyarticulaires, peuvent même suppurer. Haushalter (2), Deutschmann, Lindemann et Griffon (3) en ont cité quatre cas, avec examen bactériologique positif.

La généralisation du microbe spécifique est même à craindre, avec toutes ses conséquences, telle l'endocardite.

(1) Lucas, *Brit. med. Journ.*, 1885, p. 57, et *Soc. médico-chirurgicale de Londres*, 24 janv. 1899, in *Presse médicale*, 1899, p. 50.
(2) Haushalter, in *Presse médicale*, 1896, p. 11.
(3) Griffon, *Presse médicale*, 1896, p. 88.

# DEUXIÈME PARTIE

## PROPHYLAXIE ET TRAITEMENT

La prophylaxie et le traitement de l'ophtalmie purulente des nouveau-nés est peut-être une des questions qui ont le plus passionné les accoucheurs et les ophtalmologistes depuis une vingtaine d'années, dans tous les pays, mais principalement en France et en Allemagne.

Le nombre de travaux parus sur ce sujet, tant dans les traités spéciaux que dans les thèses, les revues et journaux est considérable, et cela se comprend, puisque, ainsi que nous l'avons démontré, cette maladie est la cause d'un si grand nombre de cécités.

## CHAPITRE PREMIER

# PROPHYLAXIE

La prophylaxie de l'ophtalmie purulente, pour avoir eu un regain d'actualité depuis les découvertes de la bactériologie et la mise en usage de tous les remèdes antiseptiques fournis par la chimie moderne, n'est cependant pas une idée récente.

En effet, dès que l'origine génitale de la maladie a été soupçonnée, de nombreux efforts ont été faits pour préserver de l'infection les yeux du nouveau-né.

Soranus, Moschion, Aetius (1542) avaient déjà signalé l'utilité de laver les yeux des enfants, dans le but d'éviter l'ophtalmie.

Haase (1829) faisait laver les yeux de tous les nouveau-nés deux fois par jour, avec une solution de chlorure de chaux.

Dupuytren (1830), nous dit Hatin, pour prévenir une ophtalmie prête à se déclarer, faisait laver les yeux de l'enfant avec du vin miellé.

Wendt (1835) voulait le lavage du vagin chez les femmes atteintes de *flueurs blanches*, et cela pendant la grossesse et l'accouchement; de plus, il faisait laver les yeux du nouveau-né avec de l'eau tiède.

Sonnenmayer (1839) préconisait le lavage des yeux des enfants *syphilitiques* avec une solution de sublimé ou de chlorure de chaux.

Abegg, de Dantzig (1870) faisait un simple lavage des yeux à l'eau pure, aussitôt après la naissance.

Bischoff (1873) faisait à la mère des injections vaginales préventives avec de l'eau phéniquée.

Comme on le voit par cette énumération, cependant bien abrégée, ces praticiens, précurseurs des méthodes actuelles, avaient, par leurs seules observations cliniques, trouvé le point faible : l'origine génitale de l'infection, et, partant de cette idée, ils avaient mis en pratique les deux grands moyens prophylactiques de l'ophtalmie, encore en usage : la désinfection du vagin de la mère et le nettoyage des yeux de l'enfant.

Ces procédés étaient déjà certes de grands progrès, mais si nous consultons les résultats obtenus, il faut en convenir ce n'était pas encore satisfaisant.

Les découvertes bactériologiques, et spécialement celle du gonocoque par Neisser en 1879, en prouvant que l'ophtalmie était une maladie microbienne, ont donné une nouvelle impulsion et provoqué de nombreuses recherches, faites tant au point de vue de l'origine qu'au point de vue prophylactique.

Des expériences ont été faites, on a employé contre l'agent infectieux toutes les armes fournies par la chimie moderne.

Des méthodes judicieuses ont été érigées et du désarroi primitif est sorti l'ensemble de mesures prophylactiques, vraiment efficaces, qui ont enfin fait diminuer les ophtalmies dans des proportions notables.

De même que les sources de l'infection sont multiples, les mesures préventives devront, elles aussi, être fort nombreuses et, fait qu'il faut bien retenir, c'est de la façon minutieuse avec laquelle elles seront remplies que dépendra le succès.

Nous les étudierons, en choisissant avec le plus d'éclectisme possible parmi toutes celles qui ont été proposées jusqu'ici, nous montrerons leurs avantages et leurs défauts. Nous tâcherons enfin d'en dégager une méthode qui nous permette d'éviter l'ophtalmie, dans la mesure du possible.

Il faut, pour arriver à ce but, aller détruire les microbes.

là où ils peuvent se trouver, c'est-à-dire dans le vagin de la mère et l'œil de l'enfant; enfin empêcher que ces mêmes microbes ne soient apportés de l'extérieur : d'où trois points principaux :

1° Antisepsie des organes génitaux de la mère ;

2° Antisepsie oculaire chez l'enfant ;

3° Moyens préventifs contre la contagion secondaire.

Pour parer à l'état septique possible du vagin de la mère, on a conseillé de faire préventivement des injections antiseptiques, tant dans le but de prévenir l'infection puerpérale que d'éviter l'éclosion de l'ophtalmie purulente.

La très grande majorité des accoucheurs ont adopté cette pratique dans tous les cas, et les ophtalmologistes les plus distingués la conseillent également.

Cette injection vaginale préventive est certainement une excellente mesure, mais, sans nous élever absolument contre elle, nous voudrions qu'elle fût moins généralisée.

Toute femme enceinte n'est pas infectée et par là même n'est pas justiciable de ce traitement. Notre opinion est que : seules les femmes reconnues comme telles au moment de l'accouchement doivent être soumises à une injection antiseptique ; si par exemple elles ont un passé génital qui puisse inspirer des doutes, si elles sont atteintes d'une blennorragie actuelle ou même ancienne, si elles présentent de la leucorrhée, ou enfin si l'on constate par le toucher l'existence d'une vaginite granuleuse.

Dans ces cas, il ne saurait pour nous exister aucun doute, l'injection doit être faite, au moins quelques heures avant le travail. Hormis ces cas, nous n'en voyons pas la nécessité ; des recherches bactériologiques faites par Krœnig (1) ne nous démontrent-elles pas que, dans la très grande majorité des cas, le vagin d'une femme enceinte qui n'a pas été touchée

(1) Krœnig, Examen bactériologique des sécrétions vaginales chez les femmes enceintes (*Centralb. f. Gynäk.*, 6 janv. 1894, in *Presse médicale*, 1894, p. 47).

est stérile. Avec cet auteur nous serions porté à incriminer le plus souvent le doigt de l'accoucheur, ou la canule de l'injecteur, voire même quelquefois le liquide injecté lui-même ; d'ailleurs l'injection ne pourra, dans tous les cas, être faite par l'accoucheur en personne, et il est permis de douter de l'expérience de ceux qui en seront le plus habituellement chargés.

Nous savons bien que d'autres bactériologistes ont trouvé des germes pathogènes dans le canal génital de la femme enceinte et c'est ce qui explique les divergences de principe. — L'étude des statistiques n'a pas non plus donné de résultats décisifs.

Cependant l'abstention a fait place, dans certains services d'accouchements, à l'espèce d'engouement qui avait suivi les premières statistiques. Les résultats ont-ils été moins bons ? Nous ne le pensons pas. Dans le service de M. Bar à la Maternité de l'hôpital Saint-Antoine, on ne fait d'injection qu'aux seules femmes qui présentent un soupçon de blennorragie, de la leucorrhée, ou de la vaginite granuleuse. Or la statistique que nous publions à la fin de cette thèse prouve que les cas d'ophtalmie n'y sont ni plus fréquents, ni plus graves que dans les maternités où l'injection préventive est systématiquement employée pour toute femme qui se présente pour accoucher.

Des essais comparatifs des deux méthodes, faits au point de vue des accidents puerpéraux, n'ont pas été défavorables à la méthode d'abstention ; pourquoi n'en serait-il pas de même relativement à l'ophtalmie purulente ?

De ce que nous venons de dire découlent des conclusions importantes : tout d'abord la nécessité absolue d'une désinfection soigneuse des mains de celui qui pratique le toucher ; toucher qui doit être lui-même répété le moins souvent possible, pour diminuer les chances d'infection.

Si les injections paraissent nécessaires, elles devront être faites par l'accoucheur lui-même, ou une personne expérimentée ; on emploiera une canule de verre parfaitement aseptisable ; le liquide, approprié suivant les cas, contenu dans un récipient lui aussi aseptique, sera injecté sous une faible pression.

Tous les antiseptiques ont été tour à tour préconisés : sublimé, acide phénique, permanganate de potasse, biiodure de mercure. Pour nous, nous nous arrêterions volontiers au permanganate de potasse, à 1 p. 4 000 ; l'injection devra être abondante (au moins 2 litres), car, en plus de son action microbicide, il ne faut pas oublier qu'elle est destinée à balayer et entraîner au dehors tous les germes pathogènes qui peuvent exister dans le vagin.

Un cas spécial, nous l'avons vu, favorisant l'ophtalmie purulente, est celui où les membranes se sont rompues prématurément, mettant ainsi l'œuf en communication avec le milieu extérieur par l'intermédiaire du vagin.

C'est alors qu'il faut prendre toutes les précautions pour ne pas ensemencer le liquide amniotique, tant par la répétition du toucher que par des injections faites sans tous les soins désirables. Un excellent moyen à employer dans cette circonstance consiste, après un rigoureux nettoyage de la vulve, à mettre devant elle une assez épaisse couche d'ouate aseptique, pour empêcher toute communication avec le milieu ambiant.

Nous pensons même que c'est une bonne habitude de le faire dans tous les cas, car, au moment de l'accouchement, la béance du vagin favorise l'entrée des germes pathogènes.

S'il y a eu divergence d'opinion pour la conduite à tenir relativement à l'antisepsie préventive chez la mère, presque tous les accoucheurs et les ophtalmologistes sont d'accord pour recommander les soins relatifs aux yeux de l'enfant.

Ces soins sont de deux ordres. Lorsque les membranes ont été rompues et que l'enfant se présente par le sommet, une exploration mal entendue peut être une cause d'infection ; le doigt de l'accoucheur, s'il n'est pas suffisamment aseptique, peut porter le contage directement dans les yeux. Aussi devra-t-on toujours s'abstenir, dans la mesure du possible, d'un toucher intempestif qui pourrait les entr'ouvrir.

Cette préoccupation doit être encore plus grande lorsqu'il s'agit d'interventions nécessitant l'introduction de la main dans les parties génitales, que ce soit la réduction manuelle d'un prolapsus du cordon, ou surtout une application de forceps, cas dans lequel on doit apporter toute son attention à ne pas entr'ouvrir les paupières (1) ; il faut aussi éviter leur tiraillement, en faisant une prise régulière.

Ces mesures n'ont lieu d'être appliquées que dans un nombre de cas relativement restreint, mais il en est d'autres d'une importance bien plus grande qui devront être appliquées dans tous les cas.

A l'heure actuelle, il est universellement reconnu que, nécessairement, tout enfant qui vient de naître doit avoir les yeux nettoyés aussitôt après sa naissance.

Ce nettoyage doit être fait dès que l'enfant est sorti des organes génitaux de la mère, avant même la ligature du cordon (à moins que l'état de cet enfant ne réclame d'autres soins, dont doit dépendre sa vie) et surtout avant qu'il ouvre les yeux.

Si l'accord est fait quant à la nécessité du nettoyage, il n'est peut-être pas de question plus controversée quant à la manière de le pratiquer, les divergences ne portant néanmoins que sur des minuties.

Les yeux doivent-ils être nettoyés à sec, ou bien avec un liquide ; dans ce dernier cas le liquide doit-il être simplement aseptique, ou bien doit-on utiliser un antiseptique ; enfin quel est le produit antiseptique que l'on doit choisir?

Comme on le voit, la question est assez complexe ; nous allons, nous appuyant sur les résultats obtenus par les divers expérimentateurs, tâcher de fixer la valeur de chaque système.

Bien que la plupart des accoucheurs soient partisans des liquides, nous aimerions mieux pour notre part, et sans

(1) Haussmann, *loc. cit.*

rejeter complètement ceux-ci, commencer par un bon nettoyage à sec, effectué aussi doucement que possible, avec un tampon d'ouate stérilisée, enlevant ainsi la plus grande partie de l'enduit sébacé et des liquides vaginaux qui souillent les paupières de l'enfant. Cette sage méthode a été préconisée par Cohn et par Trousseau.

Le tampon peut être très légèrement humide, mais en ne prenant pas un excès de liquide on risquera moins de faire pénétrer, par la fente palpébrale, les microorganismes qui, existant à l'extérieur des paupières, iraient inoculer les culs-de-sac alors qu'ils sont indemnes. C'est seulement après ce nettoyage à sec que l'on peut faire de larges lotions pour achever d'enlever toute trace des liquides contaminés venant de la mère. On peut employer pour cela les liquides les plus divers, l'eau bouillie chaude, d'après la méthode de Brum, stérilisée ou distillée, ainsi que l'ont fait depuis quelques années beaucoup d'accoucheurs tels que Nebel, Korn, Konrad, Prisken, Ahlfeld, Kaltenbach en Allemagne. En France, c'est le procédé recommandé par M. Trousseau. Von Ammon employait la solution physiologique stérilisée.

Mais, étant donnée la nature microbienne de la maladie, on ne s'est pas contenté d'employer des liquides aseptiques, qui n'avaient d'autre vertu que de faire une sorte de balayage mécanique; on a essayé pour faire ces lavages les microbicides les plus divers : l'acide borique à 5 p. 100 ; l'acide phénique à 1 et même 2 p. 100 ; le sublimé à 1 p. 5 000 ; l'acide salicylique à 2 p. 100 ; le permanganate de potasse à 1 p. 4 000. Les résultats obtenus furent certes assez encourageants, puisque l'ancienne morbidité de 10 et 12 p. 100 tomba à des proportions qui ne dépassèrent pas 2 p. 100 et qui le plus souvent n'arrivaient même pas à 1 p. 100. Tous ces moyens ont été pendant longtemps employés indifféremment par les uns et par les autres, mais on pouvait espérer mieux encore : les accoucheurs et les ophtalmologistes rivalisèrent de zèle et créèrent d'autres méthodes.

Une des premières, celle qui a eu peut-être le plus de succès constants, est celle de Credé (de Leipzig).

Cet auteur, après avoir employé des solutions de borate de soude à 1 p. 60, les abandonna en décembre 1879, pour faire systématiquement dans les yeux de tout enfant, aussitôt après sa naissance, une instillation de *une* goutte de nitrate d'argent à 1 p. 50.

Il obtint par ce procédé des résultats remarquables, dès le premier moment, puisque sur 200 enfants la morbidité tomba à 0,50 p. 100 au lieu de 9,2 p. 100 avec son ancien traitement.

Cette méthode rapidement connue fut alors mise à l'essai dans les grandes cliniques d'accouchements, et beaucoup de praticiens l'adoptèrent; nous citerons seulement quelques noms avec les résultats retirés de cette pratique.

Cohn à la clinique des femmes de Berlin eut seulement une morbidité de 1,5 p. 100. Korn (de Dresde) sur 1600 enfants n'eut pas une seule ophtalmie. Köstlin (de Halle) considère ce traitement prophylactique comme le meilleur et dit qu'il ne présente que des avantages. Schallehn prétend qu'il agit avec une certitude absolue.

En 1883, M. Bar (1) disait : « Cette méthode a été mise en pratique par un certain nombre d'accoucheurs français et est appelée à rendre de grands services, surtout dans les maternités. C'est ainsi qu'à la Maternité de Paris dès qu'un enfant est né, on lui fait une instillation de collyre au nitrate d'argent à 1 p. 50 : aujourd'hui les ophtalmies ont presque complètement cessé d'exister dans cet hôpital. »

Cinq ans à peine après la naissance de cette méthode, Haab (de Zurich), réunissant un grand nombre de statistiques, comprenant plus de 53000 accouchements, constatait que la morbidité moyenne, qui avait été de 9 p. 100, était descendue à 0,4 p. 100 grâce à cette méthode.

L'application stricte de la méthode consiste à faire tomber,

(1) P. Bar, *Des méthodes antiseptiques en obstétrique*. Thèse d'agrégation. Paris, 1883.

au moyen d'une baguette de verre, *une* goutte de nitrate d'argent à 1 p. 50 entre les paupières entr'ouvertes, dès que la tête de l'enfant est sortie.

Si bonne que puisse être cette méthode, elle a bien quelques petits inconvénients; l'un d'entre eux même a pu paraître assez sérieux pour faire chercher des moyens prophylactiques meilleurs et susciter d'autres méthodes.

L'emploi du collyre au nitrate d'argent est en effet un peu trop irritant pour les tissus de l'œil du nouveau-né et il arrive souvent que, sous son influence, il se développe une conjonctivite, purement irritative c'est vrai, mais qui a pu parfois en imposer pour une ophtalmie purulente.

Cependant, cet accident ne saurait devenir sérieux, à la condition toutefois qu'une infection secondaire ne vienne pas se greffer sur l'inflammation primitive.

Cette légère affection se traduit simplement par un peu de rougeur de la conjonctive, il s'écoule un peu de mucus jaunâtre; au bout de quelques heures, le catarrhe augmente et devient parfois très abondant; le plus généralement tout est terminé vers le cinquième ou sixième jour, souvent plus tôt.

Cramer (1), qui a réuni un très grand nombre d'observations sur ce sujet, dit qu'il est d'ailleurs indifférent qu'on se serve d'une seule ou de deux gouttes de la solution argentique, la causticité étant donnée par le degré de concentration de la solution; le développement insuffisant de l'enfant étant pour lui le plus grand facteur. La réaction serait également plus forte dans les cas où une application de forceps a été nécessaire, et dans les accouchements par la face, en raison de l'hyperhémie considérable dont la tête est le siège.

D'après cet auteur également, une réaction appréciable existerait dans 96 p. 100 des cas, proportion qui nous paraît très exagérée; toutefois on l'éviterait en employant une solution fraîchement préparée et parfaitement limpide.

(1) Cramer, *Centralb. f. Gynäk.*, 1899, p. 241 et 1243.

Ces inconvénients de la méthode de Credé lui ont attiré des contradicteurs, je dirai même des ennemis.

Aussi, a-t-on cherché à lui substituer d'autres procédés.

Un des premiers est celui de Kaltenbach (1), qui consiste dans une désinfection prophylactique du vagin, avec une solution de sublimé à 1 p. 3000, faite avant l'accouchement, et dans le nettoyage des yeux du nouveau-né avec de l'eau distillée.

Nebel, Ahlfeld ont reconnu ses avantages; Prisken le considère comme certain. La supériorité de ce système réside dans la simplicité et dans l'absence de toute irritation du côté des yeux, qui ne sont pas hyperhémiés comme avec le nitrate d'argent. D'après Von Erdberg (2), cette méthode employée pour 7 216 accouchements n'aurait donné que 37 ophtalmies, soit 0,51 p. 100.

Küstner conseilla le lavage des yeux, avant même le dégagement des épaules, avec une solution de sublimé à 1 p. 7000, et sur un total de 450 enfants aurait eu seulement une morbidité de 0,43 p. 100.

Ce sont encore les inconvénients de la méthode de Credé, et surtout la réalisation difficile de ce procédé chez les sages-femmes et dans la clientèle de ville qui en 1890 ont amené M. Valude à lui substituer un autre traitement prophylactique, qu'il expérimenta avec M. Bar, et plus tard avec le professeur Tarnier.

Sa méthode consistait, dès la naissance et avant la section du cordon, « à essuyer doucement les paupières de l'enfant avec un tampon d'ouate hydrophile imprégné d'une solution antiseptique et exprimé. Après avoir ainsi débarrassé les cils et les bords palpébraux de leur matière grasse, écarter les paupières et insuffler une certaine quantité de poudre d'iodoforme très finement porphyrisé (3) ».

(1) Kaltenbach, Prophylaxis der Ophtalmoblennorrhœa neonatorum (*Centralb. f. Gynäk.*, 1886, p. 457).
(2) Von Erdberg, *Inaug. diss. Dorpat*, 1892.
(3) Valude, *Annales d'oculistique*, août 1891.

Cette poudre finement pulvérisée avait l'avantage de se loger dans les culs-de-sac conjonctivaux et de s'y maintenir très longtemps, prolongeant ainsi son action antiseptique. Avec cette méthode la morbidité était tombée à 2 p. 100 et, dans les cas où l'ophtalmie se déclarait malgré le traitement, la virulence a toujours paru atténuée, la cornée était rarement atteinte.

Enfin, l'iodoforme pouvant être employé par tout le monde et se conservant fort bien, ce procédé a eu quelques partisans.

Plus récemment (1895) M. Budin a modifié la méthode de Credé, tout en conservant comme agent prophylactique le nitrate d'argent, employant une solution à 1 p. 150 dont on mettait II ou III gouttes dans chaque œil, instillation suivie d'un léger nettoyage extérieur des paupières avec un peu d'ouate.

Cette méthode a donné de bons résultats et tout récemment encore Thoyer-Rozat la conseillait, en souhaitant qu'il fût permis aux sages-femmes de ville de l'employer (1).

Ce procédé a été mis en usage depuis le 1^er^ mai 1897, à la Maternité de l'hôpital Saint-Antoine : sur 4 917 enfants il y a eu seulement 24 ophtalmies primitives, soit 0,48 p. 100. Aussi considérons-nous ce moyen prophylactique comme le meilleur.

Dans ces dernières années, pour obvier aux inconvénients du nitrate d'argent, qui doit sa causticité à son acide, on a proposé d'employer des composés organiques du même métal, d'une causticité moins grande, et en particulier le protargol.

Zweifel, Cramer, Darier, Braun, Engelmann s'en sont servi avec succès, et ont remarqué que, à puissance antiseptique égale (une solution à 20 p. 100, équivalant à celle de nitrate à 2 p. 100), l'irritation oculaire est beaucoup moins grande et surtout moins fréquente. D'après Piotrowski la solution à 10 p. 100 est amplement suffisante, tout en ayant l'avantage

(1) Thoyer-Rozat, *Société obstétricale de France*, avril 1901.

de produire un catarrhe secondaire bien moins fréquent, en ne laissant passer qu'un nombre d'ophtalmies primitives sensiblement égal.

D'après Deneffe l'efficacité du protargol résulterait de la propriété qu'il possède de s'insinuer jusque dans la couche profonde de la conjonctive et même dans le tissu cellulaire sous-conjonctival.

M. Pinard a conseillé, après un lavage minutieux des paupières, l'instillation de quelques gouttes de jus de citron, ou bien encore d'une solution d'acide citrique à 5 p. 100, méthodes bien simples et d'une réelle valeur.

Avec la première, l'auteur aurait eu dans l'espace de trois années une morbidité atteignant seulement 1,40 p. 100.

Avec la seconde, sur 1500 enfants, elle est tombée à 1,10 p. 100 (1).

Cette année même, depuis le mois de juin, M. Pinard a mis en usage à la clinique Baudelocque un nouvel antiseptique, l'aniodol en solution de 1 p. 4 000, dont quelques gouttes sont déposées sur la cornée, après un nettoyage de la surface extérieure des paupières avec du savon également à l'aniodol. Cet antiseptique n'irriterait pas les tissus de l'œil, qui reste normal; il y aurait simplement une hyperhémie très légère de la conjonctive palpébrale.

Sur un total de 940 enfants traités par ce procédé, l'ophtalmie ne s'est déclarée que dans une proportion de 0,74 p. 100 (2).

Enfin, A. Trousseau préconise un lavage abondant des yeux avec du sublimé à 1 p. 2 000, solution qui d'après lui n'aurait jamais causé d'irritation appréciable du côté de la paupière. Cet antiseptique, employé par Stratz et Schröder à 1 p. 10 000 et 1 p. 5 000, leur a donné une morbidité de 0,68 p. 100 dans le premier cas et de 0,43 p. 100 dans le second.

A côté de ces procédés, érigés en véritables méthodes scientifiques dont la valeur ne saurait être discutée, il en a été

(1) Thomin, Thèse de Paris, 1901.
(2) Thomin, *loc. cit.*

proposé bien d'autres, variant seulement par la nature de l'antiseptique et par le mode opératoire.

Citons seulement, pour être complet : l'acide borique à 5 p. 100 ; l'acide phénique à 1 p. 100 (Abadie, Olshausen, Garriques) ; le permanganate de potasse (Valenta) ; l'acide salicylique à 0,3 p. 100 (Caro) ; l'alcool à 50 p. 100 (A. König) ; le sulfophénate de zinc (E. Cohn).

Notons que dans toutes ces méthodes, de valeur différente, il est un point principal qui a dû être pour beaucoup dans les heureux résultats obtenus : c'est le lavage minutieux, par quelque procédé que ce soit, de la surface extérieure des paupières, avant quelles ne soient ouvertes.

Lorsque ces moyens prophylactiques ont été pris au moment même de la naissance, il ne faut pas croire que tout danger d'ophtalmie soit écarté ; les ophtalmies dites secondaires sont là pour le prouver, avec leur fréquence encore si grande à l'heure actuelle.

On doit aussi veiller sur beaucoup de points, principalement pour tout ce qui regarde les objets employés à la toilette de l'enfant : linges, éponges, cuvettes, qui tous doivent être d'une propreté rigoureuse, voire même aseptiques. Pour réaliser cette condition il serait bon de n'employer, au moins pour la face de l'enfant, que de l'ouate, que l'on détruirait ensuite.

Cette question si importante de la toilette du nouveau-né nous amène à parler des bains, que l'on a coutume de lui donner.

Tous ceux qui se sont particulièrement préoccupés de la prophylaxie de l'ophtalmie purulente, ont recommandé d'avoir le plus grand soin de relever la tête de l'enfant, pendant le bain, afin que le liquide souillé, surtout lors de la première balnéation, ne vienne en aucun cas au contact des yeux de l'enfant, qu'il contaminerait presque infailliblement.

C'est là certes une prescription que l'on doit suivre à la lettre, mais il est quelquefois assez difficile d'empêcher tout contact de l'eau avec les yeux de l'enfant ; aussi nous croyons pouvoir être plus rigoureux encore, en employant une méthode mise en usage par M. Bar, à la Maternité de l'hôpital Saint-Antoine, méthode qui consiste dans la suppression des bains dans les premières semaines qui suivent la naissance.

Après la section du cordon, l'enfant est nettoyé avec de l'ouate trempée dans un mélange, à parties égales, d'alcool à 90°, de glycérine et d'eau. Ce liquide, qui enlève très bien l'enduit sébacé recouvrant la peau du nouveau-né, est dans la très grande majorité des cas très facile à se procurer partout, il réalise des conditions d'asepsie suffisante et permet d'éviter la contamination des yeux, si facile avec l'eau du bain.

En dehors de cet avantage, il a encore celui de servir d'excitant par son alcool et de favoriser la respiration cutanée, ce qui n'est pas inappréciable, surtout chez les enfants dont la respiration pulmonaire a du mal à s'établir.

En outre, la suppression du bain peut être une excellente mesure prophylactique contre les affections ombilicales.

Ce procédé, employé depuis plus de quatre années par M. Bar, a toujours donné d'excellents résultats et jamais il n'a été observé que les enfants aient souffert en quoi que ce soit de la suppression du bain. Dans les jours qui suivent la naissance, l'enfant est lavé entièrement à l'eau pure avec un tampon d'ouate individuel, qui pourrait en ville être remplacé par une éponge, ou une compresse aseptique. On devra toujours éviter de laver la face de l'enfant avec la même eau et avec la même éponge, qui aura servi pour le reste du corps.

Malgré toutes ces précautions, il n'est que trop certain que l'on ne pourra jamais éviter complètement l'ophtalmie purulente.

Si isolés que puissent devenir ces cas, il est alors de toute nécessité de prendre des mesures pour éviter la contagion.

L'œil d'un enfant est-il atteint, il faut immédiatement empêcher, s'il en est temps encore, que le second œil ne soit inoculé. Pour ce faire, il faut éviter que les liquides servant à laver l'œil malade ne coulent vers le côté sain.

De plus, il sera toujours bon, une fois le traitement appliqué, d'occlure l'œil atteint par un pansement ouaté, qui aura pour but d'empêcher le pus de couler sur les parties avoisinantes; toutefois ce pansement devra être modérément serré, de façon à ce que le pus ne puisse pas s'amasser sous les paupières.

Une bonne précaution également consiste à immobiliser les bras de l'enfant, en les fixant à son maillot, de façon qu'il ne puisse avec ses mains transporter les germes morbides d'un œil à l'autre.

Tous les objets servant à l'enfant ne serviront qu'à lui seul et tous les linges et objets qui auront été souillés devront être portés à l'étuve, ou détruits par le feu.

Les personnes préposées aux soins d'un enfant atteint d'ophtalmie ne devront le soigner qu'après avoir revêtu des habits spéciaux, et désinfecteront leurs mains avec un antiseptique puissant.

Elles devront prendre garde, en entr'ouvrant les paupières du petit malade, que le pus ne jaillisse, ce qui pourrait les contagionner elles-mêmes.

Enfin, lorsque la maladie se déclare dans un endroit où se trouvent réunis plusieurs enfants, dans les maternités, chez les sages-femmes et les nourrices, l'enfant atteint devra être immédiatement isolé.

---

## CHAPITRE II

# TRAITEMENT

Si la fréquence de l'ophtalmie a diminué dans des proportions considérables, c'est grâce aux mesures de prophylaxie que partout on met en usage maintenant. Mais, nous l'avons déjà dit, la meilleure des méthodes, employée le plus rigoureusement possible, ne saurait cependant toujours empêcher cette terrible maladie d'éclater de temps à autre.

Aussi, est-il de la plus grande importance de savoir la bien traiter, pour juguler autant que possible sa virulence, épargner au petit malade les multiples complications qu'elle peut engendrer et lui assurer la jouissance complète de ce sens si important qu'est la vue.

Or, le succès dépend essentiellement de la précocité, de l'opportunité du traitement, et surtout de la façon judicieuse dont celui-ci sera appliqué dans les différents cas qui peuvent se présenter.

Nous sommes loin des vieux remèdes d'autrefois, de toutes les *eaux ophtalmiques*, de rose, de plantain, de chélidoine, de fenouil, de guimauve, et surtout du remède vanté dans la première moitié du XIX siècle, en particulier par Hatin (1), le *lait de la mère*.

Cet auteur signalait déjà, il est vrai, les collyres au sous-acétate de plomb et au sulfate de zinc.

(1) Hatin, *Cours complet d'accouchements*, 1835.

Il nous apprend les succès obtenus par Billard de Londres, avec une solution d'alun.

Les méthodes ont changé avec les progrès de la chimie, qui nous a fourni, depuis un quart de siècle, un arsenal complet de médicaments nouveaux; la chirurgie oculaire a également apporté des ressources nouvelles; des opinions de maîtres réputés se sont fait jour, souvent hélas avec une divergence assez marquée.

Aussi, quel ne doit pas être l'embarras, non seulement du spécialiste, mais de tout médecin, sur le choix du traitement le plus efficace à opposer à une ophtalmie déclarée, surtout si le cas est grave, car en réalité, dit Guiot (1), « le traitement panacé n'existe point, et d'ailleurs il faut bien reconnaître qu'il est des formes malignes de conjonctivite infectieuse dont l'évolution, en dépit des efforts les mieux conduits, aboutit fatalement à un désastre ».

Le danger vient, dit ce même auteur, de la virulence; mais il vient aussi de l'obstacle créé par l'étranglement palpébral et conjonctival.

Il faudra donc combattre ces deux causes, et cela concurremment bien entendu.

Bien qu'un heureux résultat ne puisse être obtenu souvent que par l'emploi simultané du traitement médical et de l'acte chirurgical, nous les séparerons pour la clarté de l'exposition.

Les astringents et les caustiques ont été employés depuis fort longtemps, d'une manière empirique c'est vrai, dans le traitement de l'ophtalmie purulente. Saint-Yves préconisait déjà le nitrate d'argent; vers 1830, Billard emploie le même agent thérapeutique à l'infirmerie de Londres, à la dose de deux grains dissous dans une once d'eau (0$^{gr}$,25 pour 56 grammes d'eau). En 1835 Hatin (2) recommande la même prescription, mais y ajoute le sous-acétate de plomb et le sulfate de zinc.

(1) Guiot, *Année médicale de Caen*, févr. 1900.
(2) Hatin, *Cours complet d'accouchements*, 1835.

En 1847, Desmarres (1) lui aussi recommande la nitratation et, le premier, donne les vrais préceptes pour le manuel opératoire à suivre.

Gosselin et Denonvilliers (2), en 1852, donnent le nitrate d'argent, comme le meilleur traitement, employé en injection toutes les trois heures, à la dose de 0gr,50 à 1 gramme pour 30 grammes d'eau, pour *chasser le pus*. Dans l'intervalle, ils préconisaient des pommades mercurielles.

Pendant un quart de siècle, la question reste pour ainsi dire dans le *statu quo*. Puis tout à coup, les bactériologistes ayant affirmé la nature microbienne de la maladie, il va se former sur ce sujet deux grands courants d'idées. Les uns vont préconiser les microbicides les plus divers pour atteindre l'agent de la maladie, comme ils le conseillent pour la prophylaxie. D'autres, tout en accordant un crédit assez grand aux antiseptiques, insisteront sur la valeur de l'évacuation mécanique du pus par les grands lavages.

Après la découverte de Neisser en 1879, les accoucheurs et les ophtalmologistes redoublèrent d'activité, cherchant l'antiseptique vraiment spécifique.

La liste de ceux qui ont été employés est longue, mais les noms des maîtres réputés qui les ont préconisés nous montreront que la question est loin d'être tranchée. Aussi jugeons-nous utile de les citer, avant d'aborder les deux ou trois grandes méthodes qui se partagent actuellement la faveur des maîtres de la science.

Ont été employés ainsi tour à tour : le sublimé (Tweedy) ; l'iodoforme (Valude) ; l'iodure d'argent naissant (Sedan) ; l'alun (Solomon) ; le chlorure de zinc (Tweedy) ; l'acide borique (Trousseau) ; le terpinol (Valude) ; la boroglycérine (Hardrilge) ; le naphtol (Valude, Budin) ; la liqueur de Labarraque (Doyen) ; une solution d'extrait thébaïque (Valude, Kalt, Rochon-Duvigneaud) ; le trichlorphénol (Browne) ; la

(1) Desmarres, *Traité pratique des maladies des yeux*.
(2) Gosselin et Denonvilliers, *Compendium de chirurgie*.

glycérine phéniquée (Kalt) ; le formol (Lagrange, Valude) ; enfin le permanganate de potasse (Kalt, Bar, Guiot, Vian, Terson) ; le nitrate d'argent (Parinaud, Valude, Rivière, Despagnet, Abadie, Galezowski, Burchardt, König, Viciano, etc.) ; le protargol (Darier, Braun, Viggo, Esmon, Engelmann, Guiot).

Malgré ces divergences au sujet de l'antiseptique à employer, le but poursuivi était toujours le même : destruction du microbe et évacuation du pus.

Les différentes méthodes se sont parfois prêté un mutuel secours, pour arriver à ce double but avec plus de rapidité ; c'est ainsi que l'on a souvent employé pour un même cas le nitrate d'argent et la solution thébaïque ou le naphtol, et surtout les cautérisations au nitrate et les grands lavages au permanganate. Ces deux derniers procédés sont de tous les plus importants.

Le premier en date, celui qui actuellement réunit peut-être encore le plus de partisans, est le vieux procédé de la nitratation, tel que l'avait réglé Desmarres.

Le manuel opératoire a bien quelque peu changé, mais le principe est toujours le même. « Le traitement consistera essentiellement, dit Abadie (1), dans des cautérisations de la conjonctive, faites au moyen d'une solution de nitrate d'argent à 3 p. 100, répétées toutes les douze heures. Les cautérisations doivent être faites le plus tôt possible et sans attendre le moment de la sécrétion purulente, comme le veulent quelques auteurs. »

Voilà pour le précepte, passons maintenant au manuel opératoire. La tête de l'enfant étant bien fixée, il faut obtenir soit à l'aide des doigts, ou de tout autre moyen, le renversement complet des paupières, pour pouvoir cautériser jusque dans la partie la plus profonde des culs-de-sac. On passe alors sur toutes les parties de la muqueuse, préalablement asséchée

(1) Abadie, *Maladies des yeux*, t. I, p. 132.

avec de l'ouate hydrophile, un pinceau assez gros bien chargé de la solution de nitrate à 3 p. 100.

Nous insistons sur la grosseur du pinceau, qui doit pénétrer dans les culs-de-sac, région où la cautérisation est surtout nécessaire. La cautérisation doit être arrêtée dès que la muqueuse prend une coloration blanchâtre. La solution, toujours contenue dans un flacon coloré, doit être fraîchement préparée et présenter toujours une limpidité parfaite.

Une grosse question est de savoir si, après la cautérisation, on doit neutraliser l'action du nitrate par une solution de chlorure de sodium ? Des maîtres si autorisés se sont prononcés, tant pour la neutralisation, que contre elle, qu'il serait vraiment audacieux de trancher la question.

« Si la cautérisation est bien faite, dit Trousseau, il est tout à fait inutile d'en modifier l'action par la neutralisation. »

Cependant la majorité des ophtalmologistes la conseillent (Parinaud, Valude, Abadie, Galezowski) ; d'ailleurs, il est au moins prudent de la faire, car on n'est jamais sûr qu'il n'existe pas un excès de nitrate qui pourrait avoir les plus fâcheuses conséquences pour la vitalité de la cornée.

La question du titre de la solution et de la fréquence des cautérisations ont été souvent aussi à l'ordre du jour. Burchart, Ronicée, Grandclément et beaucoup d'autres préfèrent des instillations faites fréquemment avec une solution moins concentrée.

Quel que soit le titre de la solution employée, on fera toujours bien de ne recommencer le traitement que lorsque l'escarre produite par l'application précédente sera tombée.

Enfin, il est deux points sur lesquels l'accord n'est pas encore fait.

1° Quand faut-il commencer les cautérisations ? Nous répondrons avec Abadie et Trousseau : « Dès que l'écoulement est devenu franchement purulent, se contentant, avant cette période, de la plus minutieuse propreté et de grands lavages antiseptiques ;

2° Doit-on employer le nitrate d'argent lorsqu'il y a des ulcérations de la cornée ? Depuis Desmarres, qui avait déjà une certaine méfiance du nitrate dans ces cas, beaucoup d'auteurs ont conseillé de le supprimer, lorsqu'il y a ulcération cornéenne. Telle n'est pas l'opinion de Parinaud, ni surtout de Rochon-Duvigneaud, qui a vu quelquefois « l'ulcération guérir, à mesure que les cautérisations tarissaient la sécrétion conjonctivale ».

M. Valude conseille également la continuation du nitrate, en y joignant le traitement local de l'ulcération par l'iodoforme ou, s'il est nécessaire, par la cautérisation ignée elle-même.

Une condition indispensable pour le succès est le balayage du pus par de larges irrigations, faites dans l'intervalle des cautérisations, avec des antiseptiques faibles.

Le traitement de l'ophtalmie purulente par les cautérisations au nitrate d'argent a certes donné de beaux résultats, mais qui ne sont point, hélas ! à l'abri de tout reproche ; sans parler des ulcérations de la cornée, dont on l'a mainte et mainte fois accusé, tous ceux qui sont appelés à soigner cette maladie ne sont pas spécialistes. Or, il est souvent bien difficile de retourner des paupières de nouveau-né, lorsqu'elles sont fortement œdématiées. Cette manœuvre est cependant si nécessaire pour atteindre les culs-de-sac, que M. Abadie a conseillé de fendre largement les commissures, au cas d'étroitesse de la fente palpébrale.

Avec un traitement qui peut être si difficile à employer, nous craindrions bien que beaucoup de petits malades n'en ressentissent les tristes effets.

Heureusement il en existe un autre, au moins aussi efficace et facile à employer, même par les personnes les plus bornées, tellement sa simplicité est grande.

Nous voulons parler de la méthode des grands lavages par la méthode du Dr Kalt.

Cette méthode des grands lavages, au moins dans son idée

essentielle, n'est pas nouvelle ; de tout temps, on s'était efforcé d'empêcher le contact du pus avec les parties malades, et en particulier avec le globe oculaire. Chassaignac employait la douche oculaire. Gayet et Delore, en 1886, emploient le terme d'irrigations. Liebrecht l'aurait, le premier, employée d'une façon systématique (1) depuis 1882, avec le sublimé ; Browne, Burchardt, Valenta recommandent les grands lavages, en variant, il est vrai, l'antiseptique.

La méthode prend de l'extension chez nous à partir de 1890; Gayet, Terson, Lagrange, Brun la mettent en pratique, ce dernier auteur employant le formol à 1 p. 1000. On rivalise de zèle pour inventer des instruments propres à faire ces grands lavages. Ceux d'Osio, de Lagrange ne sont que des blépharostats plus ou moins modifiés permettant l'arrivée du liquide.

En 1894, M. Brun en fait construire un beaucoup plus pratique, mais, comme il le trouve encore trop compliqué, il le modifie pour arriver « à une simple canule dont l'extrémité aplatie et légèrement incurvée dans le sens transversal s'introduit aisément dans le cul-de-sac supérieur de la conjonctive (2) ».

D'autre part l'analogie microbienne de la maladie avec l'urétrite blennorragique avait, déjà à cette époque, frappé depuis longtemps certains médecins allemands ; aussi avaient-ils préconisé l'emploi du permanganate de potasse comme antiseptique. Valenta, en 1890, l'employait préventivement.

En 1893, M. Terson obtient d'heureux résultats, dans le service du professeur Panas, par son emploi en irrigations prolongées et conclut que : *sans rien abandonner de son traitement traditionnel* on devra lui ajouter le permanganate de potasse *employé largement.*

De ces deux idées mères : efficacité des grands lavages, comme moyen mécanique pour entraîner le pus et comme

(1) Barbary, Thèse de Paris, 1895.
(2) Brun, *Presse médicale*, 1894, p. 342.

antiphlogistique; efficacité également du permanganate de potasse comme microbicide, devait naître la méthode du Dr Kalt.

Cet ophtalmologiste chercha « un moyen vraiment pratique qui permît de mettre les solutions médicamenteuses au contact de toute la muqueuse conjonctivale, de balayer toutes les sécrétions contenues dans le cul-de-sac supérieur et d'assurer la pénétration de l'agent actif dans les couches superficielles de la muqueuse, par une pression modérée mais prolongée (1) ».

Ce moyen est fourni, continue l'auteur, par le petit *entonnoir-laveur*, qu'il présenta le 7 août 1894 à l'Académie de médecine, et dont il donne la description suivante :

« Cet entonnoir-laveur consiste en un tube d'ébonite (ou de verre) de la grosseur d'un porte-plume, terminé d'un côté par un pavillon à angle droit de 11 millimètres de diamètre. Ce pavillon s'introduit facilement entre les paupières de l'enfant et tient d'autant mieux que l'enfant les serre davantage. »

« L'autre extrémité du laveur est reliée par un tube de caoutchouc au bock à irrigation, de la capacité de deux litres, qui sert pour toutes les accouchées... il suffira que le niveau du liquide dépasse de 30 centimètres le niveau de l'œil de l'enfant pour qu'un énergique courant d'eau se précipite entre le globe, déplisse et distende en forme de boudin le cul-de-sac supérieur, en entraînant toutes les sécrétions, et s'échappe enfin sur les côtés du laveur. »

Pour empêcher l'introduction du liquide dans le nez et la bouche, l'enfant sera tenu la tête basse, la face tournée en haut.

Ainsi qu'on le voit, l'appareil est de toute simplicité et le mode opératoire à la portée de tout le monde. M. Kalt ayant essayé le permanganate de potasse reconnut que c'était un anti-

(1) Kalt, *Tribune médicale*, 1894, p. 665.

septique hors ligne, et de plus absolument inoffensif pour la cornée, dans les cas d'ulcération. Il indique, comme étant la meilleure, la solution à 1 p. 5 000, à une température de 30 à 35°.

Les lavages seront, suivant l'intensité de la maladie, renouvelés deux ou trois fois par jour, et même quatre fois dans les cas graves. Pour prévenir toute récidive, on doit les continuer, tout en diminuant le nombre, jusqu'à complète disparition de la sécrétion.

Les résultats obtenus jusqu'ici par ce procédé ont toujours été excellents, lorsque le traitement a été institué en temps, même dans le cas où il existait des ulcérations cornéennes; presque toujours c'est la guérison.

Depuis l'origine de sa méthode, le Dr Kalt a proposé le permanganate de chaux, comme moins caustique que le permanganate de potasse (1).

Les succès de cette méthode lui ont rapidement amené de nombreux partisans.

Le Dr Trousseau, qui fut un des premiers à l'adopter, sur 32 nouveau-nés atteints d'ophtalmie dont *16 très graves*, n'eut pas à déplorer un seul accident (2).

Le Dr Pinard, parlant de sa propre statistique faite à la clinique Baudelocque et de celle du pavillon d'isolement des Quinze-Vingts, dit : « En les compulsant, on peut constater que tous les enfants atteints d'ophtalmie, traités par nous ou par le Dr Kalt ont guéri. Un seul, en 1890, atteint d'une ophtalmie purulente double à marche foudroyante, comme on en observe malheureusement quelquefois, eut une double perforation des cornées, en moins de vingt-quatre heures (3). »

La méthode de Kalt a également été mise en usage dans le service de M. Bar, au moins dans tous les cas où la sécrétion purulente semblait être de mauvaise nature. Les résultats

(1) Kalt, *Académie de médecine*, oct. 1895.
(2) Barbary, *loc. cit.*
(3) Cité par Lambinon, *Journal d'accouchements de Liège*, 4 août 1901.

ont été assez satisfaisants, puisque depuis quatre ans, sur un total de 60 ophtalmies, primitives et secondaires, un seul œil a pu donner une véritable inquiétude.

Avant de terminer la question du traitement médicamenteux de l'ophtalmie, nous insisterons avec Abadie, Kalt, Rochon-Duvigneaud et beaucoup d'autres, pour proscrire absolument l'emploi des solutions de sublimé, qui sont dangereuses pour la conjonctive et la cornée et qui n'ont d'ailleurs qu'une action bien douteuse sur le gonocoque. Cette recommandation est d'autant plus importante que l'on peut être tenté de s'en servir, cet antiseptique se trouvant auprès de toutes les accouchées.

Dans les cas graves d'ophtalmie purulente, le traitement médicamenteux ne suffira pas toujours, et souvent on devra recourir à l'acte chirurgical.

Si le chémosis est extrême, si la compression palpébrale est trop forte, il faut débrider et scarifier largement en écumoir, à l'aide de la pointe fine du galvano-cautère.

S'il vient à se produire des ulcérations de la cornée, on devra, tout en poursuivant le traitement choisi primitivement : nitrate ou grands lavages au permanganate, instiller plusieurs fois par jour un collyre à l'ésérine à 0gr,05 pour 10 grammes. On devra aussi, parfois, toucher l'ulcération avec le galvano-cautère.

Tous ces traitements, dont nous avons longuement parlé, sont réservés aux cas de véritable ophtalmie purulente, dans lesquels on doit s'attacher à la virulence de l'agent infectieux quel qu'il soit.

Dans la simple conjonctivite catarrhale, dans la conjonctivite spéciale aux prématurés et aux débiles, on peut le plus souvent se contenter d'eau stérile bien chaude, en irrigations abondantes, ou encore d'eau boriquée.

Quant aux conjonctivites avec fausses membranes, s'il existe le moindre doute sur la présence du bacille de Löffler, il sera prudent d'injecter du sérum antidiphtérique.

## MÉTHODES

# DE PROPHYLAXIE ET DE TRAITEMENT

**Employées à la Maternité de l'hôpital Saint-Antoine.**

RÉSULTATS OBTENUS

---

Toute femme qui se présente pour accoucher est soumise dès son entrée à un premier examen d'une sage-femme ; aussitôt après, elle quitte ses vêtements et reçoit du linge propre.

Si, par l'examen que l'on vient de faire, on a constaté une blennorragie, de la leucorrhée, ou de la vaginite granuleuse, on fait immédiatement une abondante injection préventive avec 2 litres d'une solution de permanganate de potasse à à 1 p. 4 000. La femme prend ensuite un grand bain savonneux.

Une fois ce bain pris, elle est vêtue à nouveau de linge propre et couchée sur le lit où elle devra accoucher. On procède alors à une toilette des organes génitaux externes avec du sublimé à 1 p. 2 000. Celle-ci terminée, on applique devant la vulve une petite mèche de gaze iodoformée, par-dessus laquelle on met une épaisse couche de coton hydrophile.

Au moment de l'accouchement, les cuisses de la mère sont recouvertes de compresses stérilisées.

L'enfant une fois né, avant de sectionner le cordon, on pratique un nettoyage des paupières et des parties avoisinantes, avec un tampon d'ouate ou de gaze stérilisées. Puis, entr'ouvrant les paupières, on laisse tomber dans chaque œil, I ou II gouttes de nitrate d'argent à 1 p. 150.

Après la section du cordon, l'enfant n'est pas baigné ; mais seulement nettoyé avec un mélange, à parties égales, d'alcool à 90°, de glycérine et d'eau.

Pour diminuer les chances d'infection secondaire dans les jours qui suivent la naissance, la toilette de l'enfant n'est point faite dans les salles où sont les accouchées, mais bien dans une salle spéciale, où il sera lavé à l'eau tiède.

Pour cette toilette, chaque enfant a sa cuvette individuelle et le lavage est fait avec de l'ouate qui est jetée immédiatement après.

Grâce à ces mesures la contagion d'enfant à enfant est évitée.

En plus de cela, dès qu'on a le moindre soupçon qu'une infection, si légère soit-elle, va se déclarer sur la conjonctive, l'enfant est immédiatement envoyé au pavillon d'isolement, dont le personnel, n'ayant jamais de communication avec le reste de la Maternité, ne peut infecter les enfants sains.

L'enfant ainsi isolé est traité par les grands lavages, faits au moyen de l'entonnoir-laveur de Kalt, avec une solution de permanganate de potasse, dont on fait varier le titre, suivant la virulence de l'agent infectant et la réaction conjonctivale.

Assez souvent, on adjoint à ces lavages une cautérisation, à l'aide d'une solution de nitrate d'argent à 1 p. 50, dont on instille une seule goutte entre les paupières, une et même deux fois par jour.

Les lavages sont répétés jusqu'à cinq et six fois par vingt-quatre heures dans les cas sérieux, lorsque le pus est très abondant.

Depuis le 1er mai 1897, date de l'ouverture de la Maternité, jusqu'au 1er juillet 1901, sur 4 917 enfants nés vivants, après cent quatre-vingts jours de vie intra-utérine, il y a eu 60 cas d'ophtalmie, ce qui donne une morbidité de 1,22 p. 100.

Ce chiffre est énorme, sans doute, mais nous ferons remarquer qu'il comprend les ophtalmies primitives (24 cas) et secondaires (36 cas) et que, de plus, dans ce nombre de 60 nous comptons des infections très légères ; considérant comme ophtalmies *tous les cas* dans lesquels les enfants ont été envoyés au pavillon d'isolement.

Ces ophtalmies légères, guérissant en trois, quatre ou cinq jours, entrent pour plus d'un tiers dans notre total.

Neuf cas seulement ont présenté de la gravité, et dans ceux-ci la cornée a été atteinte quatre fois ; un de ces enfants a complètement guéri (1) ; deux ont été emmenés par leur mère avant la fin du traitement, avec de petites taies de la cornée (2) ; le quatrième, guéri de son infection, est parti avec une cornée presque complètement opaque (3).

Trois enfants sont morts de débilité (4).

La guérison complète s'est effectuée vingt-six fois avant la sortie de l'enfant.

Enfin dans 31 cas, les enfants ayant été emmenés par leur mère, avant la fin du traitement, le résultat définitif n'a pu être constaté.

En consultant le tableau ci-dessous, on verra que la morbidité va en diminuant.

| Années. | Nombre d'enfants nés vivants après 180 j. de vie intra-utérine. | Nombre d'ophtalmies. | |
|---|---|---|---|
| 1897.......... (1er mai au 31 déc.) | 800 | 8 | = 1 p. 100 |
| 1898.......... | 1191 | 22 | = 1,84 — |
| 1899.......... | 1198 | 16 | = 1,33 — |
| 1900.......... | 1154 | 10 | = 0,86 — |
| 1901.......... (1er janv. au 30 juin.) | 574 | 4 | = 0,69 — |
| Total... | 4917 | 60 | = 1,22 p. 100 |

(1) B. n° 1123, an. 1898.
(2) B. n° 703, an. 1898 ; et B. n° 949, an. 1898.
(3) C. n° 1171, an. 1899.
(4) B. n° 1253, an. 1898 ; C. n° 1043, an. 1899 ; D. n° 1449, an. 1900.

## CONCLUSIONS

Il existe des moyens prophylactiques qui, rigoureusement pris, peuvent dans le plus grand nombre de cas empêcher l'ophtalmie purulente de se déclarer.

Ces mesures préventives, simples et faciles à observer, se résument dans les quelques prescriptions suivantes.

1° Désinfecter les organes génitaux de la mère avant l'accouchement, dans les cas de blennorragie, de leucorrhée ou de vaginite granuleuse, au moyen d'une injection abondante, faite avec un liquide antiseptique, tel que le permanganate ou le sublimé.

2° Dès les premières douleurs, faire prendre à la parturiente un grand bain savonneux.

3° Pendant le travail protéger l'entrée du vagin, au moyen d'une compresse de gaze antiseptique placée à l'orifice vulvaire, et recouverte elle-même d'une couche d'ouate. Cette précaution devra surtout être prise avec grand soin, lorsque les membranes seront rompues.

4° Ne faire le toucher qu'après une désinfection soigneuse des mains, et ne le répéter que le moins souvent possible.

5° Éviter avec grand soin d'ouvrir les yeux de l'enfant, dans les explorations et manœuvres obstétricales qui peuvent être tentées.

6° Aussitôt après la naissance, avant la section du cordon, alors que l'enfant n'a pas encore ouvert les yeux, les lui nettoyer minutieusement sur toute leur surface extérieure avec un tampon d'ouate employé à sec, puis laisser tomber entre les paupières entr'ouvertes I ou II gouttes de nitrate d'argent à 1 p. 150.

7° Après la section du cordon, nettoyer l'enfant avec un mélange, à parties égales, d'alcool à 90°, de glycérine et d'eau, supprimant tout bain, sauf ceux qui auraient un but thérapeutique.

8° Veiller tout spécialement, pendant les premières semaines, à la propreté la plus rigoureuse des objets de toilette.

Ne jamais se servir, pour la face, des linges et éponges utilisés pour le reste du corps. La propreté la plus rigoureuse sera également exigée de tous ceux qui donnent les soins à l'enfant.

Si, malgré toutes ces précautions, l'ophtalmie vient à se déclarer, il faut agir au plus tôt et recourir au traitement suivant :

1° Faire plusieurs fois par jour dans l'œil malade d'abondantes irrigations, au moyen de l'entonnoir-laveur de Kalt, avec du permanganate de potasse à 1 p. 4 000 ou 1 p. 2 000 suivant la virulence du pus et la tolérance des tissus malades. Dans certains cas, on devra associer à ce traitement quelques cautérisations légères au nitrate d'argent.

2° Si l'affection est unilatérale, protéger l'œil sain, au moyen d'un léger pansement occlusif sur l'œil malade.

3° Isoler tout enfant atteint et prévenir son entourage de la contagiosité de la maladie.

4° Désinfecter ou détruire tous les linges et autres objets qui ont pu se trouver souillés.

# BIBLIOGRAPHIE


ABADIE. — Traité d'ophtalmologie, t. I p. 132.

— De l'ophtalmie purulente (*Congrès français d'ophtalmologie*, mai 1894).

— Complications provoquées par des traitements intempestifs *Société d'ophtalmologie*, avril 1896).

AHLFELD. — Die Verhütung der infektiösen Augenerkrankungen in der ersten Lebenswoche (*Centralb. f. Gynäk.*, 1885, p. 535).

VON AMMON. — Diagnose und Therapie der Augeneiterung des Neugeborenen (*Centralb. f. Gynäk.*, 1889, p. 1241).

AUGIERAS (Laval). — De l'examen microscopique des sécrétions conjonctivales au point de vue clinique. *Société française d'ophtalmologie. Congrès de* 1897 (*Presse médicale*, 29 mai, 1897).

P. BAR. — Des méthodes antiseptiques en obstétrique. Thèse d'agrégation. Paris, 1883.

— *Journal des praticiens*, 1898, n° 32.

La maternité de l'hôpital Saint-Antoine. Description. Organisation. Fonctionnement. Paris, 1900.

— Note sur la cicatrisation des membranes ovulaires (*Bulletin de la Société d'obstétrique de Paris*, 1899, t. II, p. 45).

F. BARBARY. — Thèse de Paris, 1895.

BOKELMAN. — Uber Trübung der cornea beim lebeden Neugeborenen. — Gesells. Geburts und Gyn., Berlin, 12 mars 1886 (*Centralb. f. Gynäk.*, n° 9, 1886).

BRIÈRE. — *Année médicale de Caen*, 1877 et *Annales d'oculistique*, t. LXXVI.

BRUN. — Des conjonctivites pseudo-membraneuses (*Presse médicale*, 1894, p. 74).

— De la désinfection des culs-de-sac conjonctivaux (*Presse médicale*, 1894, p. 342.)

BUDIN. — De l'emploi du naphtol-β contre l'ophtalmie des nouveau-nés (*Société de biologie*, 1888).

— Du traitement prophylactique de l'ophtalmie purulente des nouveau-nés par l'instillation de nitrate d'argent à 1 p. 150 (*Progrès médical*, 1895).

BUMM. — *Congrès gynécologique de Munich*, 18 juin 1886.
CARO. — Zur Prophylaxe der Blennorrhœa neonatorum. — *Inaug. Diss. Königsberg*, 1887 (in *Centralb. f. Gynäk.*, 1887, p. 608).
CHAVANE. — Ophtalmie purulente congénitale. *Société d'obstétrique de Paris*, 6 nov. 1878 (*Presse médicale*, 1898, p. 136).
CHIBRET. — *Congrès français d'ophtalmologie*, mai 1891.
E. COHN. — Uber die opththalmoblennorrhœ der Neugeborenen (*Centralb. f. Gynäk.*, 1886, p. 768).
— *Deutsche med. Wochenschrift*, 1897, n° 50.
CRAMER. — Der argentumkatarrh der Neugeborenen (*Centralb. f. Gynäk.*, 1899, p. 241).
— *Centralb. f. Gynäk.*, 1899, p. 1243.
— *Archiv. f. Gynäk.*, Bd. LIX, Hft. 1 (*Centralb. f. Gynäk.*, 1900, p. 238).
CREDÉ. — *Arch. f. Gynäk.*, Bd. XVII, Hft. 1.
— *Congrès gynécologique de Munich*, 18 juin 1886.
DARIER. — *Société d'ophtalmologie*, 4 juin 1895.
— *Académie de médecine*, 3 août 1898 (in *Presse médicale*, 1898, p. 63).
DELENS. — In *Traité de chirurgie* de Duplay et Reclus, 1898.
DELORE. — *Société nationale de médecine de Lyon*, 8 févr. 1886.
DENEFFE. — *Académie de médecine de Belgique*, 26 févr. 1898.
G. DENONVILLIERS et L. GOSSELIN. — In *Compendium de chirurgie pratique*, 1865.
DESMARRES. — *Traité pratique des maladies des yeux*, 1847.
ENGELMANN. — Nochmals das Protargol bei der Credé'schen Augeneinträunfelung (*Centralb. f. Gynäk.*, 1901, p. 4).
VON ERDBERG. — Zur Prophylaxe der Blennorrhœa neonatorum am Kreisbett. *Inaug. Diss.*, Dorpat, 1892 (*Centralb. f. Gynäk.*, p. 567).
ESCALAÏS. — Traitement de l'ophtalmie des nouveau-nés par l'acide phénique. Thèse de Paris, 1883.
H. FRIENDENWALD. — *The medical News*, 9 mars 1895.
GALEZOWSKI. — Recueil d'ophtalmologie, octobre 1880 (*Concours medical*, 1884, p. 154).
— *Société d'ophtalmologie*, avril 1896 (*Revue internationale obstétricale*, 1896, p. 133).
GARRIQUES. — *Amer. Jour. of. med. sciences*, 1884, p. 443 (*Revue de chirurgie*, 1885, p. 941).
GAYET. — *Société nationale de médecine de Lyon*, 8 févr. 1886.
— *Province médicale*, 1890, n° 6.
GRIFFON. — Arthrites suppurées à gonocoques chez un nouveau-né (*Presse médicale*, 1896, p. 88).
GROSSMANN. — *Brit. med. Journ.*, mai 1882.
— *Brit. med. Journ.*, sept. 1889.
GUIOT. — *Année médicale de Caen*, févr. 1900.
— *Année médicale de Caen*, juin 1901.

Haab. — *Corresp. Blatt. f. schweizer Aerzte*, januar 1885.

J. Hallé. — Recherches sur la bactériologie du canal génital de la femme (état normal et pathologique). Thèse de Paris, 1898.

Hardritge. — The lancet et le salpel, 1884, n° 19 (*Journal d'oculistique*, janv. 1885.

J. Hatin. — Cours complet d'accouchements, 1835.

Haushalter. — Rhumatisme blennorragique chez le nouveau-né. — *Médecine infantile*, 15 déc. 1895 (*Presse médicale*, 1896, p. 11).

Haussmann. — *Berliner Klinisch Wochenschrift*, 1876, n° 5.

— *Deutsche med. Wochenschrift*, 1879, n° 35.

— *Centralb. f. Gynäk.*, 1881, p. 204.

Kalt. — *Académie de médecine*, 7 août 1894. — *Académie de médecine*, 16 oct. 1894. — *Tribune médicale*, 1894, p. 665. — *Académie de médecine*, oct. 1895. — *Société de biologie*, 7 déc. 1895.

Kaltenbach. — Prophylaxis der ophthalmoblennorrhœa neonatorum. *Congrès gynécologique de Munich*, juin 1886 (*Centralb. f. Gynäk.*, 1886, p. 457).

Koblanck. — Die Verhütung der eitrigen Augenentzündung Neugeborener (*Centralb. f. Gynäk.*, 1896, n° 49).

A. König. — Die Anwendung des Alkohols bei der prophylaxe der Ophthalmoblennorrhœa neonatorum (*Centralb. f. Gynäk.*, 1901, p. 235).

Konrad. — Uber die Verhütung der blennorrhoïschen Augenentzündung Neugeborener (Orvosi Hetilap), 1888, n° 40 (*Centralb. f. Gynäk.*, 5 janv. 1899).

Korn. — Weitere Erfahrungen über die Verhütung der Ophthalmoblennorrhœa (*Centralb. f. Gynäk.*, 1887, p. 772).

— Uber die Verhütung der Augenentzündung der Neugeborenen (*Centralb. f. Gynäk.*, 1888, p. 169).

Krönig. — Examen bactériologique des sécrétions vaginales chez la femme enceinte. *Centralb. f. Gynäk.*, 6 janv. 1894 (*Presse médicale*, 1894, p. 47).

Kroner. — Zur Ætiologie der Ophthalmoblennorrhœa neonatorum (*Arch. f. Gynäk.*, 1884, p. 643).

H. Lambinon. — Ophtalmie purulente des nouveau-nés (*Journ. d'accouchements de Liège*, 4 août 1901).

Le Clerc. — *Année médicale de Caen*, janv. 1901.

G. Legros. — *Concours médical*, 1884, p. 154.

Leopold et Wessel. — Beitrag zur Ætiologie und prophylaxis der Ophthalmoblennorrhœa neonatorum (*Archiv. f. Gynäk.*, t. XXIV).

Leszynsky. — Leukorrhœ als Ursache einer Epidemie von blennorrhoïcher Conjonctivitis... *New York med. Journ.*, 27 mars 1886 (*Centralb. f. Gynäk.*, 1886, p. 680).

C. Lucas. — On Gonorrhœal Rhumatism in Enfants, the result of Purulent Ophtalmia (*Brit. med. Journ.*, p. 57, 11 juill. 1885).

— *Société médico-chirurgicale de Londres*, 24 janv. 1899.

Morax. — Recherches bactériologiques sur l'étiologie des conjonctivites (Thèse de Paris, 1893).
Moutard-Martin. — *Société de Thérapeutique*, 11 juin 1890 (*Semaine médicale*, 1890, p. 207).
Moyet. — Blennophtalmie des nouveau-nés (*Société nationale de médecine de Lyon*, 8 févr. 1886).
Mules. — Ophtalmia neonatorum (*Medical chronicle*, januar 1888, p. 271 (*Centralb. f. Gynäk.*, 1888, p. 564).
Olshausen. — Zur Prophylaxe der Conjonctival blennorrhœ Neugeborenen (*Centralb. f. Gynäk.*, 1881, p. 33).
Oppenheimer. — *Archiv. f. Gynäk.*, 1885.
H. Parinaud. — Traitement de l'ophtalmie purulente (*Journ. de médecine et de chirurgie pratique*, mai 1884).
— (*Annales d'oculistique*, déc. 1894).
— De la conjonctivite à pneumocoque des nouveau-nés (*Semaine médicale*, 1895, p. 16).
Pinard. — *Académie de médecine*, 16 juill. 1901 (*Presse médicale*, 1901, n° 57).
T. Piotrowski. — Die Verwendung des Protargols zur Verhütung der Augeneiterung Neugeborenen (*Centralb. f. Gynäk.*, 1901, p. 885).
Prisken. — Zur prophylaxis des Ophthalmoblennorrhœa neonatorum. *Münchener med. Wochenschrift*, 1892, n° 5 (*Centralb. f. Gynäk.*, 1893, p. 270).
Puech. — *Archives de tocologie*, févr. 1890.
A. Ribemont-Dessaigne et G. Lepage. — *Précis d'obstétrique*, 1897.
Ricord. — (*Bulletin général de thérapeutique*, 1841, p. 348).
Rivière. — Sur l'ophtalmie des nouveau-nés. *Ann. de gynécol.*, juin, juillet et août 1887 (*Centralb. f. Gynäk.*, 1887, p. 779, et 1888, p. 117).
Rochon-Duvigneaud. — *Journal des Praticiens*, 1899, p. 295.
Rohmer. — Note sur l'ophtalmie des nouveau-nés (*Médecine moderne*, 1895, p. 378).
Schalleun. — Die zuverlässigkeit der Credé'schen Einträufelung. *Archiv f. Gynäk.*, Bd. LIV, Hft. 1 (*Centralb. f. Gynäk.*, 1897, p. 1399).
Séguin. — Thèse de Paris, 1892.
Solomon. — *Brit. med. Journ.*, 18 july 1885.
Sourdille. — *Archives d'ophtalmologie*, avril 1894.
— La diphtérie congénitale (*Gazette des hôpitaux*, 1894, p. 431).
— Formes cliniques de la diphtérie conjonctivale (*Revue mensuelle des maladies de l'enfance*, févr. 1895).
Smith. — Ophtalmia neonatorum. *Med. age*, 1885, n° 20 (*Centralb. f. Gynäk.*, p. 262).
Stratz. — Sublimat als prophylacticum bei blennorrhœa neonatorum (*Centralb. f. Gynäk.*, 1885, p. 257).
Tarnier. — De l'asepsie et de l'antisepsie en obstétrique, 1894.
Tarnier et Chantreuil. — Traité de l'art des accouchements, 1882.
Terson. — *Société d'ophtalmologie*, 4 juin 1895.

— *Archives d'ophtalmologie*, 1893 (*Journ. de médecine et de chirurgie pratiques*) in *Traité de chirurgie* de Le Dentu et Delbet, 1897.

THOMIN. — Traitement prophylactique des ophtalmies du nouveau-né par l'aniodol (Thèse de Paris, 1901).

THOYER-ROZAT. — *Société obstétricale de France*, avril, 1901.

TROUSSEAU. — Prophylaxie de l'ophtalmie purulente (*Journ. des Praticiens*, 1895, p. 305).

— Prophylaxie et traitement de la conjonctivite purulente (*Bull. médical*, 1901, p. 273).

TWEEDY. — The use of alun in purulent ophtalmia (*Brit. med. Journ.*, 4 july, 1885).

VALENTA. — Beitrag zur Prophylaxe der Ophthalmoblennorrhœa neonatorum (*Wiener. klin. Wochenschrift*, 1890, n° 35).

VALUDE. — (*Annales d'oculistique*, août 1891).

— (*Semaine médicale*, 1891, p. 321).

— (*Ibid.*, 1894, p. 19).

— (*Médecine moderne*, 1895, p. 131).

VIAN. — *Société française d'ophtalmologie*, mai 1895.

VICIANO. — *La Medicina Valenciana* (*Revue de thérapeutique*, 15 juill. 1901).

DE WECKER. — Traité des maladies des yeux, 1880.

WEISS. — Thränensackblennorrhœ bei Neugeborenen (*Centralb. f. Gynäk.*, 1889, n° 28).

ZIEM. — Uber Nasenblennorrhœ bei Neugeborenen (*Centralb. f. Gynäk.*, 1886, p. 153).

ZWEIFEL. — Zur Ætiologie der Ophthalmoblennorrhœa neonatorum (*Archiv. f. Gynäk.*, 1884, p. 318).



3346-01. — CORBEIL, Imprimerie ÉD. CRÉTÉ.

www.ingramcontent.com/pod-product-compliance
Ingram Content Group UK Ltd.
Pitfield, Milton Keynes, MK11 3LW, UK
UKHW020947180726
13838UKWH00003B/1173